KRISENHILFE

Ein Buch für die Psychologische Beratung
auf Basis der Logotherapie

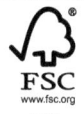

Sabine Wöger

KRISENHILFE

Ein Buch für die Psychologische Beratung
auf Basis der Logotherapie

Bibliografische Information der Deutschen Nationalbibliothek:

Die Deutsche Nationalbibliothek verzeichnet diese Publikation in der Deutschen Nationalbibliografie; detaillierte bibliografische Daten sind im Internet über http://dnb.dnb.de abrufbar.

Herstellung und Verlag: BoD – Books on Demand, Norderstedt
ISBN: 978-3-**7519-3431-2**

Widmung

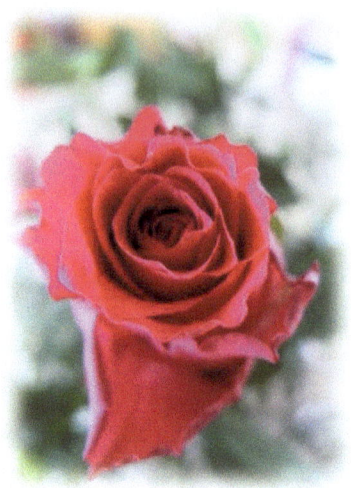

Für die Lebens- und Sozialberatenden
und für ihre individuellen Bemühungen,
zu einem wert- und sinnstiftenden Leben anderer beizutragen.

Erfahrungen und Gedanken vorweg

Seitens der „Europäischen Akademie für Logotherapie und Psychologie" wurde ich beauftragt, ein Seminar zum Thema „Krise" für angehende Lebens- und Sozialberatende[1] bzw. Psychologische Beratende zu halten. Aus dem geplanten „Seminar" wurde kurzfristig ein „Webinar". Ich sollte das Thema „Krise" inmitten der „Coronavirus-Krise" lehren. Die Umstände haben die Teilnehmenden und mich etwas direkter in die Thematik hineingeworfen als vorgesehen. Zu diesem Zeitpunkt hatte ich noch keine Erfahrung mit Online-Seminaren. Zunächst war ich zurückhaltend und überlegte, ob das angedachte Programm dazu geeignet sei, den mir überaus bedeutsamen Beziehungsaufbau zu den Seminarteilnehmenden herzustellen, und ob es möglich sei, das Seminar interaktiv zu gestalten. Auch Praxisnähe und die Durchführung von Selbsterfahrungsübungen waren mir wichtig. Nach anfänglichem Zögern entschied ich mich dazu, diese Herausforderung anzunehmen und begann, meine Lehrmethodik entsprechend zu adaptieren. Hierzu motivierte und unterstützte mich mein Ehemann, der im EDV-Bereich sehr versiert ist. Auch für die Teilnehmenden war diese Form des Lehrens eine völlig neue Erfahrung. Einige von ihnen waren *„noch gar nicht Freund mit dem Computer"*, erzählten sie mir. Dennoch beobachtete ich Folgendes:

Alle bekundeten ihre Bereitschaft, sich auf dieses neue Vorhaben einzulassen. Verfügbare Ressourcen wurden aufgegriffen und neue wurden entwickelt. Den Teilnehmenden war es möglich, sich von den beängstigenden Tagesnachrichten und den privaten, auch existenziellen, Sorgen im Zusammenhang mit der Coronavirus-Krise zu distanzieren. Stattdessen ließen sie sich mit hoher Konzentration auf die Seminarinhalte ein. Alle waren überaus diszipliniert, so

---

[1] Vertretende des Gewerbes der Lebens- und Sozialberatung werden in diesem Buch abwechselnd auch als „Psychologische Beratende" bezeichnet.

wurden beispielsweise die anfangs dargelegten Kommunikations-
regeln eingehalten, und nach den Pausen saßen alle wieder pünkt-
lich vor ihren Bildschirmen. Im Zuge der Seminarevaluierung
wurde das *„Ungewohnte"* und auch *„die anfängliche Angst davor"* thematisiert, jedoch gab es überwiegend positive Rückmeldungen. Die
Teilnehmenden waren für die Möglichkeit der fortdauernden Ausbildung via Webinar dankbar. Vor allem jene, die sonst von Ferne
anreisen mussten, konnten auf diese Weise Geld sparen, zudem
wurde die Umwelt nicht zusätzlich belastet. Auch das Zeitaufgebot
für die An- und Abreise und das damit verbundene Unfallrisiko
sind weggefallen. Betont wurde zudem, dass während der gelten-
den Ausgangsbeschränkungen im Zuge der Gesundheitskrise die
Zeit *„sinnvoll genutzt wurde"*. Wenn auch in einer anderen Weise, so
fanden auch via Webinar berührende Dialoge statt. Unter anderem
fiel mir auf, dass mit Fortschreiten des Seminares das konzentrierte
Zuhören zunehmend intensiver wurde. Was gesagt wurde, war wesentlich. Es gab auch mehr Gesprächspausen als in Präsenzsemi-
naren, wodurch zuvor Geäußertes wie von selbst einer Vertiefung
zugeführt wurde.

Diese Erfahrung zeigte mir einmal mehr, dass Menschen in Krisen
nicht zwangsläufig hilflose Opfer werden und andere für die Umstände verantwortlich machen müssen, um letztlich in eine noetische Starre zu verfallen. Was sich in diesem Webinar im Kleinen
entwickelte, geschieht auch in der Bewältigung von Krisen immen-
sen Ausmaßes im Großen, wie jene der Corona-Pandemie, und allem zum Trotz.

Krisen bringen nicht nur die Grenzen, sondern auch die Möglichkeiten des Menschen und einer Gesellschaft hervor. Egozentrismus wird von einem „Wir-Gefühl" und von der Bereitschaft zum
kollektiven Zusammenhalt abgelöst. Klage, Ohnmacht und Ängste
setzen schöpferische, kreative Kräfte frei: Menschen packen ihre
Gitarren und Liederbücher aus, andere holen die Malutensilien aus
der Schublade und gestehen sich etwas irritiert ein, dass sie nun

endlich für lang aufgeschobene Vorhaben Zeit hätten. Die Menschen initiieren zudem auf der Suche nach sinnvollen Aufgaben grandiose Projekte, um anderen zu helfen. Die Politiker*innen unseres Landes bemühen sich um rasche unbürokratische Lösungen. Helfende wachsen bei der Erfüllung dringlicher Anliegen ihrer Mitmenschen regelrecht über sich hinaus, lassen dadurch das Edle am Menschen hell erstrahlen.

Die Lebens- und Sozialberatung ist die professionelle Beratung und Betreuung von Menschen in Problem- und Entscheidungssituationen. Sie trägt dazu bei, belastende Situationen zu erleichtern, zu verändern sowie realisierbare und nachhaltige Lösungen für die Zukunft zu finden. Psychologisch Beratende bilden gemeinsam mit anderen helfenden Berufsgruppen eine wertvolle Säule im Gesundheitswesen. Sie Beraten und Begleiten in individuellen herausfordernden Lebenslagen. Vor allem in Zeiten der Krisen kann die Bedeutung der logotherapeutischen Beratung gar nicht hoch genug geschätzt werden, stehen hierbei doch die gesunden Anteile des Menschen im Vordergrund. In der Lebens- und Sozialberatung gilt es, einen Rahmen zur Verfügung zu stellen, um den Möglichkeitsraum von Krisen-Betroffenen zu öffnen und zu weiten – hierbei unterstützt die logotherapeutische Haltung. Diese hat vor allem die Selbstkompetenzen der Betroffenen sowie die Ressourcen und Entwicklungspotenziale, aber auch den geistigen Freiraum zur individuellen Beantwortung von schwierigen Lebensfragen im Blick.

Wichtig erscheint mir, dass Psychologische Beratende Zeit und Raum so gestalten, dass sich Menschen in Krisen beruhigen und sich ihrem Inneren zuwenden können. Dann vernehmen sie die Stimme des Gewissens, entwickeln hilfreiche Einstellungen, treffen und verantworten schlussendlich richtungsweisende Entscheidungen und Prozesse der Neuorientierung.

Die Berufsgruppe der Lebens- und Sozialberatenden bereichert unsere Gesellschaft: Ihre Vertretenden stehen achtsam, hörend und empathisch zur Seite. Sie beraten und begleiten.

Ihnen gilt mit diesem Buch mein aufrichtiger Dank für ihr umfassendes Engagement.

Sabine Höger

Inhalt

I LOGOTHERAPEUTISCHES MENSCHENBILD

Der Mensch ist wert- und sinnstrebig, nicht trieb- oder machtstrebig

Es macht einen Unterschied, ob eine Person vom Beratenden als ein Individuum gesehen wird, das lust- oder machtstrebend und somit den Trieben und Gestimmtheiten hilflos ausgeliefert ist, oder ob die Wert- und Sinnorientierung das Sein und Wirken einer Person bestimmt und sie daher der ethischen Reflexion angesichts existenzieller Herausforderungen fähig ist. Was Beratende in einem Menschen sehen, was sie ihm heimlich unterstellen bzw. überzeugt zutrauen, ist mitentscheidend dafür, was Klient*innen untergraben und verheimlichen oder entfalten und für ein gutes Leben (aller) einsetzen.

Leben und Werk von Viktor Frankl

Dr. med., Dr. phil., Dr. h. c. mult. Viktor Emil Frankl, 1905 bis 1997, ist der Begründer einer sinn- und wertorientierten Richtung in der Psychotherapie, der Logotherapie. Das griechische Wort „logos" bedeutet Sinn. Die Entwicklung der Existenzanalyse und Logotherapie ist eng mit der Deportations- und Konzentrationslagererfahrung Frankls verbunden, so als wollte das Schicksal Frankl an seinen eigenen Thesen messen (Frankl, 2002, S. 10). Er selbst gab ein personales und überaus eindrückliches Zeugnis davon, dass es trotz schwerster Schicksalszuwendung möglich ist, einer solchen dennoch in lebensbejahender, sinnstiftender Weise zu begegnen. Als Gefangener in mehreren Konzentrationslagern und als trauernder Hinterbliebener, nahezu seine ganze Familie kam in Konzentrationslagern ums Leben, erschloss sich ihm die Erkenntnis, dass sich die Frage nach dem Lebenssinn gerade in jener Totalität stellt, die auch das Leiden, das Sterben und den Tod, von ihm als „tragische Trias" bezeichnet, miteinschließt. Eindrücklich schildert Frankl seine Erfahrungen in deutschen Konzentrationslagern in dem Buch „… trotzdem Ja zum Leben sagen" (Frankl, 1982). Der

Arzt, er war Neurologe und Psychiater, später Psychotherapeut, ermutigt die Lesenden zur aktiven Auseinandersetzung und Gestaltung des je individuellen Schicksalsraumes, in dem kein Mensch durch eine andere Person vertretbar ist. Er appelliert an die Erfüllung des damit einhergehenden individuellen Auftrages an die Person, an die eine *Forderung der Stunde*" (Frankl, 1982, S. 127) mit einem individuellen Auftragscharakter gerichtet ist.

Drei Säulen der Logotherapie

Die Logotherapie umfasst drei Säulen: eine Anthropologie, eine beraterisch–therapeutische Theorie und eine methodisch–strukturierte Praxis. Die drei Bereiche sind durch einen Theoriekern miteinander verbunden. Dieser konstituiert sich durch das Phänomen des Geistig-Personalen, das Ausgerichtet-Sein auf Sinn und Werte, wie auch der Verantwortlichkeit, der die Freiheit des Menschen zugrunde liegt.

Die Gefahr der Verkennung des zutiefst Menschlichen am Menschen! Zentrale Unterschiede zwischen Logotherapie, Psychoanalyse und Individualpsychologie

Laut Viktor Frankl vermochte das psychoanalytische Modell von Sigmund Freud die menschliche Psyche aufgrund der Vernachlässigung der noetischen Dimension nur fragmentarisch zu erfassen. Kritisch äußert er sich über den entlarvenden Zugang der Tiefenpsychologie, da dieser die Gefahr in sich berge, zutiefst Menschliches am Menschen einer Fehlinterpretation zu unterziehen. Er verdeutlicht dies am Beispiel von sozial engagierten Menschen, denen irrtümlich Selbstherrlichkeit als Motiv für ihr soziales Engagement unterstellt und dieses zudem als behandlungsbedürftiger Komplex verstanden wurde (Frankl, 2012, S. 16). Aus Sicht von Frankl bedeutet das Lustprinzip der Freudschen Psychoanalyse ein psychologisches Artefakt, da Lust nicht als Ziel menschlicher Strebungen interpretiert werden könne, sondern als Folge ihrer Erfüllung, gemäß dem intentionalen Charakter psychischer Aktivität (Frankl,

1946, S. 27). Humangeistige Inhalte wie Zusammenhalt, Hilfsbereitschaft und die Fähigkeit, zugunsten höherer Werte eigene Bedürfnisse zurückzustellen, demnach entschieden einen Verzicht in Kauf zu nehmen, wurden von Freud triebdynamisch interpretiert, als pathologische Ersatzsymptomatik oder als Sublimierungen überschüssiger Libido bewertet.

Das therapeutische Ziel der Individualpsychologie liegt in der Einbeziehung des Symptoms in die persönliche Verantwortungssphäre von Neurotiker*innen und in der Weitung der Ich-Sphäre durch einen Zuwachs an Selbstverantwortung. Aus individualpsychologischer Sicht intendieren Neurotiker*innen durch das Arrangement mit dem Symptom seine Exkulpation. Nach Krankheitslegitimation strebend meiden sie einen selbstverantwortlichen Umgang mit einer Situation, was eine Ich-Einschränkung nach sich zieht. Frankl stand der Eindimensionalität des individualpsychologischen Ansatzes kritisch gegenüber, da seelische Störungen nicht primär auf Frustrationen des Gemeinschaftsgefühls und des Macht- und Geltungsstrebens beruhen.

Sinnvolles Wirken erhöht den Menschen

Aus logotherapeutischer Sicht kommt gerade der Hinwendung zu einer sinnvollen Aufgabe bei der Bewältigung einer Krise eine hohe Bedeutung zu. Indem die Person von sich selbst abrückt, ja geradezu über sich selbst hinauswächst, erfährt sie zwischenzeitlich eine heilsame Distanzierung von Problemlagen und erfasst ihr Dasein als sinnvoll.

Einander ergänzende Aspekte: Bewusst-Sein als auch Verantwortlichsein

In der Logotherapie bilden nicht das Bewusst-Sein *oder* das Verantwortlichsein, sondern *sowohl* das Bewusstsein *als auch* das Verantwortlichsein einander ergänzende Aspekte des Menschseins. Im Unterschied zur Psychoanalyse, die den ‚Willen zur Lust' und die

Bewusstmachung des Seelischen anstrebt, auch anders als die Individualpsychologie, die den ‚Willen zur Macht' als das eigentlich menschliche Streben definiert, forscht die Logotherapie um die Bewusstmachung des Geistigen, weshalb sie als eine *„Psychotherapie vom Geistigen her"* (Frankl, 1946, S. 20) bezeichnet wird.

Entgegen dem Nihilismus

Frankl warnte davor, den Menschen zu korrumpieren und seinen Nihilismus zu vertiefen, indem man ihn zu einem Homunkulus degradiert und als *„Spielball von Reaktionen und Instinkten"* oder als *„ein Produkt von Trieben, Erbe und Umwelt"* (Frankl, 1946, S. 60) versteht.

Jeder Mensch ist ein absolutes Novum

„Das Ziel einer logotherapeutischen Behandlung liegt in der Hervorbringung und Verwirklichung der bislang verborgenen essentiellen Gestalt einer Person" (Kurz, 1999, S. 20).

Ein Leben reift dann zu einem sinnvollen Ganzen, wenn das je und zutiefst Eigene in der Welt sinnstiftend wirksam werden kann, frei von jeglicher Maskierung. Je *de-maskierter* eine Person das Leben lebt, desto menschlicher und weiser, weil gewissenstreuer, sind ihre zwischenmenschlichen Interaktionen, Entscheidungen und Aktivitäten. Menschen wirken auf einzigartige Weise in die Welt hinein und werden gerade in dieser Originalität gebraucht: die Straßenkehrenden und Raumpflegenden, die Mediziner*innen und Politolog*innen, die Gesunden und die Kranken, die Alten und die Jungen. In der Bewältigung von Krisen kommt vor allem dem Gewissen eine richtungsweisende Funktion zu, die bei schwierigen Entscheidungsprozessen äußert unterstützend ist.

Jede existenzielle Herausforderung verlangt nach einem konkreten und selbstverantworteten Dasein einer Person

Kein Mensch und kein Schicksal ist mit einem anderen vergleichbar, sie haben demnach den Charakter von Einzigartigkeit und Einmaligkeit. Im Konzentrationslager erschloss sich Frankl und den Gefangenen die Erkenntnis, dass der Sinn des Lebens in jener Totalität bedeutsam ist, die auch den Tod miteinschließt. Demnach, so Frankl, ist nicht nur der Sinn des Lebens, sondern auch der des Leides und des Sterbens gewährleistet. Frankl verwies auf die Notwendigkeit, neben der Vermittlung von Wissen auch das Gewissen ständig zu verfeinern, um die einer jeden Situation innewohnende Forderung heraushören zu können.

Er [der Mensch] hat nicht zu fragen, er ist vielmehr der vom Leben her Befragte, der dem Leben zu antworten – das Leben zu ver-antworten hat. Die Antworten aber, die der Mensch gibt, können nur konkrete Antworten auf konkrete ‚Lebensfragen' sein. In der Verantwortung des Daseins erfolgt ihre Beantwortung [...]. (Frankl, 2009, S. 48)

Jede Krisensituation ist inhaltlich, im Hinblick auf die Schwere und auf die Konsequenzen, speziell und mit keiner anderen vergleichbar. Die davon Betroffenen können in der Weise und individuell darauf reagieren, wie es ihnen gemäß ihrer Entwicklung zum Krisenzeitpunkt möglich ist. Doch sie können ihr Antwortspektrum auch weiten, etwa durch Inanspruchnahme von professioneller Beratung, durch Literaturrecherche, Bibelstudium, durch kreatives Gestalten und vieles mehr.

Die Trotzmacht des Geistes

Die geistige Dimension übersteigt Soma und Psyche

In der geistigen Dimension menschlichen Seins liegen die freie Stellungnahme zu Leiblichkeit und Befindlichkeit, zu Soma und Psyche und ebenso die Intentionalität, die den Menschen zu einer selbstständigen Willensentscheidung befähigt.

Das Sinnorgan Gewissen

Bei der Aktivierung der geistigen Dimension erweist sich nach Frankl das Gewissen als hilfreich, von ihm auch als „*Sinnorgan*" bezeichnet (Frankl, 2012, S. 24). Ein aktiviertes Gewissen wendet die

Normen und Werte auf das unmittelbare, das vergangene wie auch das künftige Tun und Lassen eines Menschen an und urteilt über deren Wert. Somit kann es den Menschen anweisen, eine Handlung auszuüben oder zu kontrollieren.

In der Logotherapie wird diese spezifisch humane Dimension als geistige, „noetische Dimension", bezeichnet. Der somatischen Ebene werden alle biologisch-physiologischen Körperfunktionen, der psychischen Ebene die Gestimmtheiten, Gefühle, Instinkte, Affekte und Begierden zugeordnet (Biller & Stiegeler, 2008, S. 111). Die somatische und psychische Ebene, auch „subnoetische Dimensionen" bzw. „Psychophysikum" genannt, sind nach Frankl der noetischen Dimension untergeordnet. Alleinig der Blick auf all die körperlichen und psychischen Reduzierungen und Verluste, die Menschen im Zuge einer Krise erfahren, würde das Menschlichste am Menschen, sein Wertgefüge, seine ihm angeborene Sehnsucht nach Sinn und somit die Fähigkeit zur geistigen Unabhängigkeit, deren er trotz Leiderfahrung fähig ist, außer Acht lassen (ebd., S. 45–49). Der Mensch ist also nicht frei von biologischen, psychologischen und soziologischen Umständen, aber allemal ist und bleibt er frei, zu all diesen Bedingungen und Umständen Stellung zu beziehen, sei es, dass er sich ihnen unterwirft oder sei es, dass er sie überwindet, indem er Gebrauch macht von der Trotzmacht des Geistes (Frankl & Kreuzer, 1986, S. 76).

Die Person ist gemäß Frankl des aus sich selbst Heraus- und sich selbst Gegenübertretens fähig. Sie vermag qua geistiger Person, sich selbst qua psychophysischem Organismus einen Gegenpol zu bilden bzw. steht der psychophysische Parallelismus dem psychonoetischen Antagonismus gegenüber (Frankl, 2002, S. 60–62).

Eine wertfreie Logotherapie gibt es nicht

Laut Frankl gibt es keine Logotherapie, die sich aller Wertungen entziehen könnte. Gar meinte Frankl, wäre ein logotherapeutischer Zugang, der „*sich für wertfrei hält,* […] *in Wirklichkeit bloß wertblind*" und zudem „*geist-los*" (2002, S. 60).

Der Mensch kann sich selbst überschreiten

*„Im Dienst an einer Sache oder in der Liebe zu einer Person
erfüllt der Mensch sich selbst. Je mehr er aufgeht in seiner Aufgabe,
je mehr er hingegeben ist an einen Partner, umso mehr ist er Mensch,
umso mehr wird er er selbst"* (Frankl, 2009, S. 18).

Die Person wird vom Leben befragt – nicht umgekehrt

Die Logotherapie ermutigt zum Perspektivenwechsel. Eine Person
in leidvoller Bedrängnis ist dann nicht mehr die fragende, klagende,
hadernde, die vom Leben erwartende und fordernde, sondern jene,
die vom Leben selbst angefragt und dazu aufgefordert ist, nach den
richtigen Antworten zu suchen, *„denn"*, so Frankl (1982, S. 125–
127), *„kommt es im Leben nie und nimmer darauf an, was wir vom Leben
noch zu erwarten haben, vielmehr lediglich darauf, was das Leben von uns
erwartet."*

Sinnerfahrung und -stiftung trotz Leid, Schuld und Tod

Auf noch so Sinnloses vermag der Mensch dennoch sinnvoll zu
reagieren. Die Fragen, die das Leben dem Menschen stellt, kann er
sich nicht aussuchen. Wohl aber die Antworten, die die Person mit
ihrer unvergleichbaren und einzigartigen geistigen Haltung gibt.
Dadurch ver-antwort-et sie ihr Schicksal.

Anstatt über das Leben samt dem Schicksalhaften zu klagen und
sich dadurch selbst und andere in eine Ohnmachtsstellung zu ma-
növrieren, gilt es also, der tragischen Trias menschlicher Existenz,
dazu gehören das Leid im Kontext von krisenhaften Lebenslagen,
das Sterben und der Tod, in einer an Werten und Sinn ausgerich-
teten Haltung zu begegnen. Denn gerade dort, wo Hilf- und Hoff-
nungslosigkeit sich breitmachen, sind Menschen dazu aufgerufen,
sich selbst zu ändern.

Selbsttranszendenz zugunsten höherer Werte und im Zuge von Krisen

Der Mensch kann sich selbst überschreiten, sofern er von einem Wert beseelt oder von einem Sinn erfüllt ist. Wir sind auf Gemeinschaft ausgerichtet und fähig, aufeinander Zuzugehen und Trennendes in kultureller, politischer oder religiöser Hinsicht zu überwinden. Nicht nur das Wohlergehen der eigenen Person ist bedeutsam, ebenso das der anderen, die Tier- und Pflanzenwelt miteingeschlossen. Menschen sind dazu fähig, zugunsten von Liebe, Frieden, Gesundheit, Natur- und Klimaschutz und für das Wohl nachkommender Generationen eigene Bedürfnisse entschieden zurückzustellen oder auch gänzlich darauf zu verzichten. Verzicht basiert demnach auf reflektierten geistigen Entscheidungen, fern jeglicher Triebdynamik.

Studierende starteten im Zuge des eingeschränkten Betriebes an österreichischen Hochschulen zahlreiche Hilfsprojekte während der Corona-Krise. Sie boten persönliche Assistenz und Abwicklung von Einkäufen in Geschäften und Apotheken für Menschen mit Beeinträchtigungen und andere Risikogruppen an. Autor*innen initiierten Lesungen via Livestream für Kinder und Erwachsene. Andere nahmen von sich aus Kontakt zu allein lebenden Menschen auf, um ihnen das Gefühl zu geben, dass jemand gerne für sie da ist, wieder andere versendeten Karten und Briefe mit rührenden, einander verbindenden Zeilen.

„Selbstverwirklichung" bedarf der Sinnorientierung

Nach Frankls Auffassung kann sich der Mensch nur in dem Maße verwirklichen, in dem er einen Sinn draußen in der Welt, nicht aber in sich selbst erfüllt. Diesen Prozess nennt Frankl die *„Selbsttranszendenz der menschlichen Existenz"* (Frankl & Kreuzer, 1986, S. 31). Eine Selbstverwirklichung, die auf etwas ausgerichtet ist, was nicht über den Menschen selbst hinausgeht, ist nach Frankl *„sinn-los."* *„Mensch sein heißt ausgerichtet und hin geordnet sein auf etwas, das nicht wieder es selbst ist; auf etwas oder auf jemanden"* (ebd., S. 78). Wirklich

Mensch wird der Mensch erst dann und ganz er selbst ist er nur dort, wo er in der Hingabe für eine Aufgabe aufgeht, im Dienst an einer Sache oder in der Liebe zu einer anderen Person sich selbst übersieht und vergisst (ebd., S. 78). Nicht die Forderungen des Menschen an das Leben, sondern dessen Erwartungen an die einzelne Person sind bedeutsam. Gemäß Frankl ist es für das menschliche Sein unerlässlich, sich im polaren Spannungsfeld zwischen Sein und Sollen zu bewegen.

Der Mensch ist frei und verantwortlich

Das Wesen des Menschen ist seine Freiheit und sie ist kein Akt bloßer Willkür. Hingegen fordert sie uns zur Überschreitung und Weitung unserer Möglichkeiten heraus, etwa bei gesellschaftspolitisch und ethisch schwierigen Fragen. Die Freiheit ist eng an die Bereitschaft zur Übernahme von Selbstverantwortung gekoppelt. Frankl konstituierte Existenz als eine, *„dem Menschen arteigene, Seinsart"* (2002, S. 60), die sich dadurch auszeichnet, dass dem Menschen nicht ein faktisches, sondern ein fakultatives Sein eigentümlich ist, also nicht ein *„Nun-einmal-so-und-nicht-anders-Müssen"*, sondern ein *„Immer-auch-anders-werden-Können"* (ebd., S. 60).

Der Mensch ist Gestalter seines Lebens

Unseren vermeintlichen körperlichen Trieben und seelischen Gestimmtheiten sind wir nicht hilflos ausgeliefert. Wir sind keine Opfer, sondern Gestaltende unseres Lebens. Dank der geistigen Dimension können wir von uns selbst abrücken und zum Psychophysikum in eine fruchtbare Distanz treten. In positiver Weise trotzend werden wir erst dann ganz Mensch, wenn wir unser Sein wert- und sinnorientiert ausrichten.

„Logo-Chance" statt „Corona-Challenge"

Manche Menschen missbrauchen den geistigen Freiraum und treffen hochbedenkliche, gefährliche Fehlentscheidungen, etwa im Falle der „Corona-Challenge".

Während die Zahl der Todesfälle im Zuge der Coronavirus-Pandemie weltweit in die Höhe schnellten, wurde ein Video in den Social Media gepostet, in dem ein Mann zu sehen war, der in einem Geschäft genüsslich in einen Apfel biss, um ihn dann zurück in das Regal zu legen. Währenddessen filmte ihn ein anderer. Die beiden Männer betitelten diesen Film mit *„Corona-Challenge"*. Die Medien berichteten von einer *„sinnlosen"* Aktion. Diese beiden jungen Männer waren weder krank noch reagierten sie infolge einer psychischen Überforderung. Ganz im Gegenteil: Sie missachteten und missbrauchten das spezifisch Humane, den geistigen Freiraum, der es uns ermöglicht, reflektierte Entscheidungen zu treffen, stets das Sinnstiftende vor Augen. Die beiden Männer gefährdeten nicht nur ihr eigenes Leben, sondern auch das ihrer Mitmenschen. Ein solches Verhalten ist strikt abzulehnen.

Gerade diese Menschen, die bewusst Schuld auf sich geladen haben, brauchen die Kompetenzen der Lebens- und Sozialberatenden. Die heile geistige Person dahinter kann ohne Reue und ohne eine eingehende Wertereflexion nicht mehr hervorgebracht werden. Beratende sind dabei ebenfalls in ihrer Selbsttranszendenz gefordert und müssen sich die Frage stellen: „Zugunsten welcher Werte macht es Sinn, Menschen, obwohl sie andere durch ihr Fehlverhalten bewusst einem Gesundheitsrisiko ausgesetzt haben, dennoch zuzuhören und tröstend und beratend zur Seite zu stehen?"

Die beiden Männer brauchen einen Gesprächsrahmen, in dem es möglich ist, ein Schuldbekenntnis zu geben, zu bereuen, um danach nach den Möglichkeiten der Wiedergutmachung zu forschen.

Für Lebens- und Sozialberatende ist das nicht einfach. Dennoch ist es möglich, schließlich wollen wir doch auch den schuldig gewordenen Menschen nicht verlieren!

II BEDEUTUNG DER HALTUNG

Die Haltung beeinflusst das Verhalten

Das Menschenbild von Lebens- und Sozialberatenden beeinflusst entscheidend die Begegnung mit den Klient*innen und somit den gesamten Beratungsprozess. Die jeweilige Anthropologie beeinflusst die wirksame therapeutische Haltung und auch die Wirksamkeit diverser Interventionen. In der zwischenmenschlichen Begegnung ist spürbar, wie jemand einem anderen gegenüber eingestellt ist. Die schönsten Worte hinterlassen keinen emotionalen Eindruck, wurden sie aus Vernunftgründen hervorgepresst. Das Verhalten und die Kommunikation resultieren also aus der dahinterstehenden Haltung. Wer die zwischenmenschliche Begegnung verbessern möchte, sollte nicht so sehr an dem arbeiten, *was* gesagt wird, vielmehr daran, *wie* etwas gesagt wird. Ein besseres *wie* erfordert in manchen Situationen wahrlich eine „Haltungs-Arbeit", weil eine hilfreiche Einstellung nicht einfach vom Himmel fällt. Sie muss anlassbezogen entwickelt, reflektiert, gegebenenfalls korrigiert oder durch eine neue ersetzt werden.

„Glaub mir, Sie brauchen Dich. Die Menschen, die mit Dir geh'n.
Sie brauchen Dein Gutsein und auch Dein Versteh'n.
Deinen treuen, geraden Sinn, der sich frei hält vom raschen Gericht,
der Rücksicht kennt und Wahrheit spricht.
Sie brauchen die Reinheit in Deiner Gestalt
und Deiner Worte klare Gewalt" (Maria Nels).

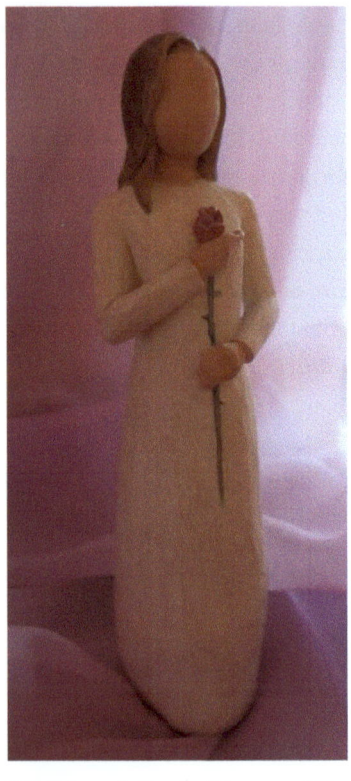

Vertrauen sich mir Menschen an, weiß ich das zutiefst zu schätzen. Sie wenden sich mir in Lebenslagen zu, in denen sie verzweifelt sind, weil sie die bisherigen Rollen nicht mehr wahrnehmen können, weil sie sich schwach und nicht leistungsfähig, vulnerabel und weinerlich, schuldig und beschämt fühlen. Einen besonders einfühlsamen und achtsamen Umgang benötigen beispielsweise an Krebs erkrankte Menschen, die wegen einer körperlichen Entstellung, etwa dem Verlust der Körperbehaarung, große Scham verspüren. Von Krisen Betroffene fühlen oftmals Angst davor, von den Mitmenschen mangelnde Achtsamkeit zu erfahren.

Abbildung 1: Symbolfigur zur Förderung von Konzentration und innerer Ruhe

Ich höre aufmerksam zu, mit allem was mich ausmacht: Intuition und Erfahrung, Offenherzigkeit und Empathie, Wissen und Verstand, Interesse am Erleben meines Gegenübers. So ist es mir am ehesten möglich, nonverbale Ausdrucksweisen entsprechend zu deuten. An manchen Tagen gelingt mir obig Genanntes nur halb so gut. Dennoch wage ich es, das mir mögliche Halbe beizutragen.

Ich bin bereit, mich auf die Nöte und Anliegen der Person vor mir, auf ihre (noch unentdeckten) Möglichkeiten im Umgang mit einer Krise einzulassen. Eine höchstmögliche Aufmerksamkeit versuche ich aufzubringen. Als Therapeutin und Beraterin stehe ich im Dienst der Humanität und bin darum bemüht, menschliche Existenz zu erklären, zu erleichtern und zu verbessern. Ich lasse mein Gegenüber ausreden und konzentriere mich darauf, *wie* etwas gesagt wird. Vor allem achte ich darauf, wer oder was in einer Erzählung unerwähnt bleibt.

Eine Holzfigur mit einer langstieligen Rose in den Händen symbolisiert meine Immanenz, das ist ein sehr aufmerksamer und konzentrierter Bewusstseinszustand. In meiner Praxis ist die Figur so platziert, dass sowohl die Klient*innen als auch ich sie sehen können.

Zeitnahe Verfügbarkeit

Jene Menschen, die in Krisensituationen Beratung oder Psychotherapie in Anspruch nehmen, befinden sich in Ausnahmesituationen, weshalb sie zeitnah ein professionelles Gespräch suchen und brauchen. Mit einem Termin erst in vier Wochen ist ihnen nicht geholfen. Mitunter erachten die Klient*innen auch eine Wartezeit von wenigen Tagen als unerträglich lange. Dann erinnere ich beispielsweise an die Möglichkeit, die Telefonseelsorge zu kontaktieren.

Selbstfürsorge

Keinesfalls würde und könnte ich an einem Tag mehr als drei Therapiesitzungen abhalten, diese dauern bei mir 90 Minuten, weil ich nur für eine begrenzte Zeit das hohe Maß an Aufmerksamkeit und Empathie aufbringen kann. Auch nach den Therapiestunden brauche ich Zeit, um den Gesprächsprozess in mir nachwirken zu lassen, um ausführlich zu dokumentieren, um schließlich Gesamtzusammenhänge und die Essenz der Begegnung zu erfassen. Beratende und Therapeut*innen, die in der Fülle an Aufgaben und Verpflichtung beinahe untergehen, sind kein Vorbild etwa für jene, die wegen chronischer Arbeitsüberlastung gerade eine Erschöpfungskrise durchleben.

Zu vielen Themen habe auch ich Lebenserfahrung. Menschen berühren mich. Zwischen den Therapiesitzungen pausiere ich mindestens eine Stunde. Ich möchte erholt und aufnahmebereit sein, bevor mir wieder ein Mensch sein Vertrauen schenkt.

Ich bin mir dessen gewiss, dass eine überlastete Hilfsperson ungewollt eine Krise verstärken oder gar erst auslösen kann, weil sie selbst im Zuge der eigenen Überforderung zu Verharmlosung oder Dramatisierung neigt. Auch professionell Beratende unterliegen unbewussten Abwehr- und Bewältigungsweisen, wie diese in Kapitel III, „Abwehrmechanismen von Überforderung" auf Seite 85 beschrieben werden.

Beratende müssen sich ihrer Verantwortung zur Selbstfürsorge, zur Reflexion ihres beruflichen Wirkens im Zuge von Supervision und Fort- und Weiterbildung bewusst sein. Die Durchführung von psychohygienischen Maßnahmen in regelmäßigen Abständen, beispielsweise die Übung *„Lebensüberblick und Wertebilanz"*, siehe Kapitel IV, Seite 116.

Ent-Schleunigung

„Hast Du nach innen das Mögliche getan, gestaltet sich das Äußere von selbst" (Johann Wolfgang von Goethe).

Die kleine „Schildi" steht für Entschleunigung. Sie sitzt imaginär auf meiner Schulter. Gehe ich therapeutisch zu schnell vor, flüstert sie mir ins Ohr: *„Langsam. Lass dir Zeit."* Ich brauche sie dann, wenn jemand sehr nervös, zerrissen, ängstlich oder kurzatmig ist. Dank Schildi bleibe ich in meiner Ruhe und Besonnenheit. Sie unterstützt mich dabei, mich auf die Bedürfnisse der Klient*innen einzulassen und hilfreiche kreative Interventionen durchzuführen.

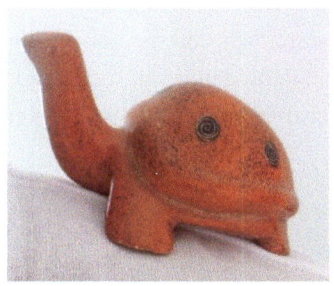

Abbildung 2: „Schildi" – eine kleine Schildkröte symbolisiert die Entschleunigung

Sich dem „Erfahrbaren Atem" überlassen

Ilse Middendorf, 1910–2009, war eine deutsche Atemtherapeutin. Die von ihr gegründete Atemlehre bezeichnete sie als den *„Erfahrbaren Atem"* (Middendorf, 2000, S. 29).

Eine einfache Atemübung kann Beratenden und von Krisen betroffenen Menschen helfen, vom Alltäglichen Abstand zu nehmen, um sich auf das Wesentliche einzulassen. Legen Sie dazu Ihre Handflächen auf den Bauch. Atmen Sie durch die Nase tief ein. Fühlen Sie das Vorwölben des Leibes und der darauf ruhenden Hände. Bei dieser Atembewegung empfangen Sie den Lebenspendenden Ein-Atem. Halten Sie nach dem Einatmen den Atem kurz an, um ihn danach durch den leicht geöffneten Mund wieder langsam ausströmen zu lassen. Die Ruhe nach dem Aus-Atem, die Atempause, lehrt Sie, zu warten. Schließlich bahnt sich die nächste Atembewegung an. Ohne Ihr Zutun empfangen Sie erneut den aufschwingenden, kraftvollen Ein-Atem in seiner Substanz.

Das Einlassen auf das bewusste Ein- und Ausatmen macht empfindungsbewusst und lehrt die Person, sowohl das Zulassen als auch das Loslassen. In dieser Weise atmend kommen wir mit einer unendlich größeren Kraft in Berührung, die weit über das Selbst hinausreicht. Wir werden dessen gewahr, dass nicht nur wir selbst wesentlich sind. Es kommt eine Kraft hinzu, die den inneren transzendenten und spirituellen Hintergrund erfahrbar macht. Dort, wo das Ich weicht, wächst das Rettende (Middendorf, 2000, S. 33–41).

Das körperliche und emotionale Ankommen der Klient*innen ermöglichen

Krisenbetroffene kommen meistens knapp, gestresst, hungrig und durstig zur Beratung oder Therapie. Wenn auch das Problem riesengroß erscheint, die Situation für unlösbar eingeschätzt wird und die Zeit zur Lösungsfindung drängt, gilt zuallererst, die Klientin/den Klienten ankommen zu lassen. Unter Stress lassen sich Problemlagen nicht gut, schon gar nicht in mehrdimensionaler Hinsicht und unter dem Aspekt der Wert- und Sinnorientierung bearbeiten.

Dem Ankommen-Lassen in körperlicher und seelischer Hinsicht kommt eine große Bedeutung zu. Im Therapieraum erklingt entspannungsfördernde Musik. Es duftet nach Orangenblüten. Eine Blume oder eine brennende Kerze steht auf dem Tisch. Der Raum ist ordentlich aufgeräumt, weil die äußere Struktur die innere fördert. Während ich Kaffee oder Tee zubereite, können die Betroffenen beim Blick in den Garten schon etwas zur Ruhe kommen.

Die wenigen Minuten des Ankommen-Lassens sind keine vertane Zeit, sondern stärken die psycho-physische und geistige Präsenz.

Von Krisen Betroffene sind keine hilflosen Opfer

Eine Person in der Krise als armseliges und hilfloses Opfer der Umstände anzusehen, würde ihre Selbstheilungskräfte außer Acht lassen. Eine im philosophischen Sinne kopernikanische Wende erfährt das Leben durch die gewissenstreue und wertgeprüfte Beantwortung existenzieller Fragen, gerade auch im Angesicht von Leid und Schicksal, die das Leben an die Einzelnen stellt und der Erfüllung der *„Forderung der Stunde"* (Frankl, 1946, S. 125). Bereits allein durch das Vertrauen der Lebens- und Sozialberatenden darauf, dass die Klient*innen die wahren Expert*innen für den Weg aus der Krise sind, beginnen sie, eine kopernikanische Wende anzustoßen. Hierbei erweist sich der „Klimt-Blick" als äußerst hilfreich.

Der Klimt-Blick

Von dem österreichischen Maler und Vertreter des Jugendstils, Gustav Klimt, 1862–1918, wird erzählt, dass er sich mit einigen Personen, die er später porträtierte, zuvor öfter zum Spazierengehen getroffen habe. Dabei wollte er das innere Wesen dieser Menschen erfassen.

Eine wahre Begebenheit: Klimt malte, was er vor dem inneren Auge „sah"

Baron Anton Knips erteilte Klimt den Auftrag, er möge seine Gattin Sonja malen. Sonja, die tatsächlich Sophie hieß, stammte aus einer angesehenen österreichischen Offiziersfamilie und heiratete den Baron 1896. Das ungleiche Paar hatte kaum Gemeinsamkeiten. Während der Baron das Stadtleben liebte, unternahm seine Gattin ausgedehnte Spaziergänge in der Natur, engagierte sich gesellschaftlich und frönte der modernen Kunst. Doch ihr Gesundheitszustand verschlechterte sich. Sie wurde zunehmend antriebsloser und depressiver. Der Baron hatte Sorge, dass seine Frau sterben könnte, weshalb er Klimt beauftragte, von ihr ein Gemälde für die Ahnengalerie zu malen. Zuvor wurde die Baronin 1898 fotografiert. Das Foto zeigt sie stehend und etwas übergewichtig, bekleidet mit einer weißen Bluse und einem langen schwarzen Rock, mit hängenden Schultern und einem ausdruckslosen leeren Blick. Sie sah bedeutend älter aus, als wäre sie um die 50 Jahre alt. Neben ihr war ein Dackel zu sehen. Er hatte ebenfalls müde Augen.

Doch wie malte Klimt die Baronin noch im selben Jahr? Er malte sie schlank und zierlich. Sie trug ein leichtes weißes Tüllkleid und war im Begriff, von einem Sessel aufzustehen. Ihre Haltung war aufrecht, der Blick ernst, klar und offen. Nun sah sie tatsächlich aus wie eine 24-Jährige. Das wunderschöne Gemälde wurde in der Villa des Paares aufgehängt, wo die Baronin es täglich mehrmals sah.

Sonja Knips starb nicht. Zehn Jahre später wurde die Baronin wieder fotografiert. Ihr Ausdruck überraschte, denn das Foto zeigte eine wunderschöne, anmutig wirkende und persönlichkeitsgereifte Frau. Sie hatte ihre Identität und eine sinnvolle Aufgabe gefunden: Sie leitete in Wien den Kultur-Jour-Fix für Frauen aller sozialer Schichten. Das Ölgemälde der 24-jährigen Sonja Knips, so wie Klimt sie gemalt hatte, ist in der Galerie Belvedere in Wien ausgestellt.

Die Bedeutung des Klimt-Blicks für die Lebens- und Sozialberatung

Welche Bedeutung könnte der Klimt-Blick für die beraterische Unterstützung von Krisenbetroffenen haben?

Johann Wolfgang von Goethe sagte: *„Wenn wir [...] die Menschen nur nehmen, wie sie sind, so machen wir sie schlechter. Wenn wir sie behandeln, als wären sie, was sie sein sollten, so bringen wir sie dahin, wohin sie zu bringen sind"* (1765, VIII, 4). Mit diesem Zitat verwies Goethe auf die Legende von Pygmalion und Galatea. Der griechischen Sage nach war Pygmalion ein Bildhauer aus Zypern, der eine Skulptur schuf und dabei das Ideal der perfekten Frau vor seinem inneren Auge sah.

Die Figur war derartig schön, dass er sich in die Statue verliebte. Schließlich erbarmte sich die Göttin der Liebe, Aphrodite, und ließ die Statue lebendig werden.

Es liegt an uns, das Beste aus einem Menschen hervorzuholen. Hierzu ist die innere Haltung, die wir einer Person gegenüber einnehmen, zentral. Lassen Sie uns kurz reflektieren: Jede*r von uns kennt wohl extreme Stresssituationen aus der Schul- oder Studienzeit, aus dem Familien- oder Berufsleben. Vielleicht durften auch Sie, geschätzte Lesende dieses Buches, die Erfahrung machen, dass Menschen an Sie bedingungslos glaubten und voll der Zuversicht waren, dass Sie die Schwierigkeiten früher oder später überwinden oder die Kraft zum Ertragen einer unveränderbaren Lebenslage aufbringen würden. Mir kommt mein Vater in den Sinn. Wenn ich wieder einmal verzweifelt vor der Mathematikhürde stand, sagte er zu mir, ohne dabei verharmlosend zu wirken: *„Wirst sehen, das wird schon recht! Du schaffst das schon. Wenn nicht du, wer dann?"* Er war selbst die Zuversicht in Person und brachte mir unerschütterliches Vertrauen entgegen. Diese Haltung war ihm möglich, obwohl, oder gerade deswegen (!), sein Aufwachsen im Krieg von unendlich vielen traurigen und verzweifelten Erfahrungen geprägt war.

Ressourcen- und Lösungsorientierung

Die paradoxe Intention mobilisiert ein bislang ungeahntes Potenzial an Ressourcen

Die von Angst beherrschten Klient*innen verwies Viktor Frankl auf deren Selbstheilungsmechanismen, nachdem sie es geschafft hatten, der Angst entgegenzutreten. Er fragte sie: *„Wie haben Sie es bloß geschafft, binnen einer Woche diese Angst, das Haus zu verlassen und einen öffentlichen Platz zu betreten, abzulegen?"* (Klingberg, 2008, S. 102) Frankl beobachtete, dass die Patient*innen durch Befolgen seiner Anweisung, sie sollten beim Verlassen des Hauses so viel Angst wie nur möglich aufbringen und zudem auch noch einen Schlaganfall entwickeln, mutiger, trotziger und angstfreier wurden. Jahre später bezeichnete

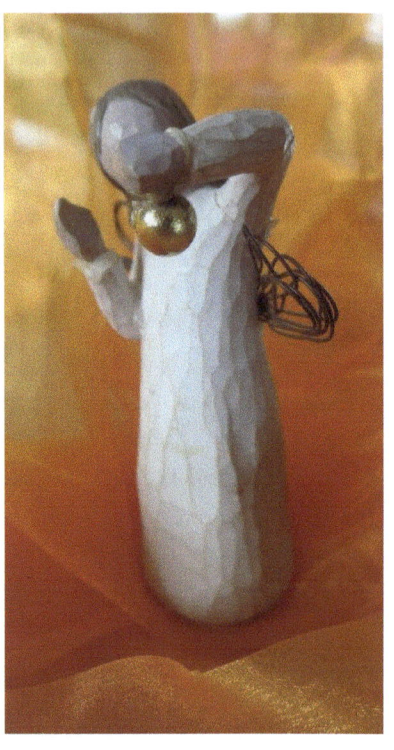

Abbildung 3: Der Ressourcenengel

er diese Therapiemethode als „paradoxe Intention". Anstatt eine irrationale Furcht zu bekämpfen oder ihr zu entfliehen, wird ihre Bedeutung schier ins Unermessliche überhöht, solange, bis das Bedrohliche dem Humor und der Gelassenheit weichen kann. Während die Erwartungsangst eine Angst verstärkt, wird sie durch die paradoxe Intention entschärft (ebd., S. 103). Die paradoxe Intention befreit Menschen nicht nur von der Angst, sie bringt auch die Ressourcen der Betroffenen zum Vorschein.

Beratende begleiten auf einem Wegstück des Lebens und intendieren die Erhellung individueller Ressourcen und Lösungen

Die Ressourcen- und Lösungsorientierung begleitet einen Gesprächsprozess vom Anfang bis zum Ende. Bereits die offen formulierte Frage nach dem Auftrag, *„Worin darf ich Sie unterstützen?"*, mobilisiert bislang ungeahnte Möglichkeiten. Hingegen würde ständiges Erkundigen und Fokussieren auf die Probleme und Belastungen die Aufmerksamkeit genau dorthin lenken. Meine Aufgabe als Beraterin und Therapeutin sehe ich vor allem darin, die Hilfesuchenden beim Öffnen der Pforten zu ihren Ressourcen und Lösungswegen zu unterstützen. Die Klient*innen sollen letztlich selbst, auf Basis ihrer Lebenserfahrung, treu dem Wissen und Gewissen ihre Antworten auf Lebensfragen finden und realisieren. Beratende sind Begleitende auf einem Wegstück des Lebens. Sie intendieren die Erhellung und Entwicklung von Ressourcen, vor allem jene in der geistigen Dimension. In der Beratung und Supervision von Einzelpersonen und Gruppen verstehe ich mich als Moderatorin von Transformations- und Organisationsentwicklungsprozessen und gebe Hilfe zur Selbsthilfe.

Der Ressourcenengel und seine Bedeutung

Die Abbildung auf Seite 34 zeigt meinen „Ressourcenengel", eine Holzfigur mit einer goldenen Kugel in der Hand. Darin, so meine Assoziation, wartet der aktuell (noch) nicht sichtbare Ressourcenreichtum darauf, nach und nach gesichtet und entfaltet zu werden. Gewöhnlich greifen Menschen in Krisen auf jene Ressourcen zurück, die sie bereits entwickelt haben, die ihnen vertraut und oftmals gar nicht bewusst sind. Sind diese eindimensional, gilt es, den Ressourcenschatz hin zur Mehrdimensionalität zu weiten. Es gibt körperliche, psychische, soziale, spirituelle, imaginative, literarische, künstlerische, zeitliche, materielle und finanzielle Ressourcen.

Ein Onkologe begegnet der Frage nach dem Sinn des frühen Todes seiner jungen Patient*innen

Beispielsweise mobilisierte ein Onkologe, er musste oftmals die Entscheidung für einen Therapieabbruch bei terminal Erkrankten treffen, zunächst körperliche Ressourcen, um die Enttäuschung über den ausbleibenden Therapieerfolg zu verarbeiten. Tägliches Laufen an der frischen Luft stärkte seine seelische Kraft, jedoch ungenügend, wie sich später herausstellte. Daher intensivierte er soziale Kontakte, etwa einen Konzertbesuch mit Freunden, um das Gefühl des Versagens abzuschwächen. Alle diese Aktivitäten waren nur bedingt dazu geeignet, die mit der Therapieentscheidung einhergehenden Wertekonflikte zu reflektieren, weshalb er eine Angsterkrankung entwickelte. Im Rahmen der Logotherapie begann die Arbeit an den Einstellungswerten. Zentral war für ihn die Auseinandersetzung mit der Frage nach dem Sinn vom Tod, insbesondere bei jungen und krebserkrankten Menschen. Die Gespräche beinhalteten den Gedankenaustausch zu philosophischen Texten und ebenso das Befassen mit existenzanalytischer Literatur über den Sinn von Leid und Tod.

Die tiefste Angst haben wir vor unserer Kraft

Gerade in Zeiten der Krise wachsen Menschen über sich hinaus. Sie entwickeln Fähigkeiten und gewinnen Einsichten, die sie vor der Krise niemals für möglich hielten. Aufgrund einer Verschwörung gegen das Apartheidregime wurde Nelson Mandela zu lebenslanger Haft verurteilt. Nach 27-jähriger Inhaftierung kehrte Mandela als Symbolfigur des Friedens und der Freiheit charakterstark und als weiser Mann zurück. Am 10. Mai 1994 hielt er eine bewegende Rede anlässlich des Antritts seiner Präsidentschaft in Südafrika:

„Unsere tiefste Angst ist es nicht, ungenügend zu sein.
Unsere tiefste Angst ist es,
dass wir über alle Maßen kraftvoll sind.
Es ist unser Licht, nicht unsere Dunkelheit,
das wir am meisten fürchten.

Wir fragen uns, wer bin ich denn,
um von mir zu glauben, dass ich brillant,
großartig, begabt und einzigartig bin.
Aber genau darum geht es, warum solltest du es nicht sein?

Du bist ein Kind Gottes.
Dich klein zu machen, nützt der Welt nicht.
Es zeugt nicht von Erleuchtung, dich zurückzunehmen,
nur damit sich andere Menschen um dich herum
nicht verunsichert fühlen.

Wir alle sind aufgefordert, wie die Kinder zu strahlen.
Wir wurden geboren, um die Herrlichkeit Gottes,
die in uns liegt, auf die Welt zu bringen.
Sie ist nicht in einigen von uns, sie ist in jedem.

Und indem wir unser eigenes Licht scheinen lassen,
geben wir anderen Menschen unbewusst die Erlaubnis,
das Gleiche zu tun.

Wenn wir von unserer eigenen Angst befreit sind,
befreit unser Dasein automatisch die anderen. "

(Nelson Mandela)

Frei von Zeit-, Lösungs- und Erwartungsdruck

Im Rahmen meines beratenden und psychotherapeutischen Wirkens begegne ich Menschen in einer Haltung frei von Zeit-, Lösungs- und Erwartungsdruck. Ich vertraue darauf, dass sich der nächste Schritt zur richtigen Zeit entwickeln wird. Dabei blicke ich primär auf die Möglichkeiten der Betroffenen, anstatt auf ihre Defizite. Diese Haltung, die zudem vertrauensvoll und zuversichtlich ist, entlastet auch mich, weil ich mich dadurch von jeglichem Erfolgsdruck befreie. Um diese Haltung vor allem in arbeitsintensiven Zeiten aufbringen zu können, plane ich vor einer Sitzung genügend Zeit ein, um mich in dieser zieldienlichen Haltung zu stärken. Entweder lese ich philosophische oder psychotherapeutische Literatur oder ich verfasse Texte zu ausgewählten philosophischen Fragen und gesellschaftspolitischen Themen. Auch eine einfache Atemübung oder das Fertigen von kleinen kreativen Schöpfungen, etwa das Ausmalen eines Mandalas, unterstützen mich beim Zentrieren.

Gesprächspausen

Der bewusst herbeigeführten Stille kommt in der psychosozialen Beratung eine große Bedeutung zu. Die Pause meint die Zeitspanne, in der niemand spricht und keinerlei verbale Informationen übermittelt werden. Gesprächspausen schützen vor inhaltlicher Überflutung und helfen, dem Gesagten emotional Folge leisten zu können. Die Stille besänftigt den unruhigen Geist und reduziert die Gedankenfülle. Obwohl kein Wort gesprochen wird, wird so viel einander mitgeteilt. Während dieser stillen Phasen sitzen Beratende und Klient*innen sich nicht einfach Gegenüber, sondern erfahren eine konzentrierte schweigende Zuwendung.

Pausen werden mitunter dann bedrückend erfahren, wenn sie zu lange dauern. *Wie lange soll oder darf eine Pause dauern?* Hierbei, werte Beratende, dürfen Sie ganz auf Ihre Intuition vertrauen. In der Situation werden Sie die stimmige Dauer genau erspüren.

Vor allem dann, wenn Menschen von trauerauslösenden und anderen berührenden Lebenserfahrungen berichten, erscheint die Stille wie eine feierliche Musik.

Die innere Weisheit in der Gestalt einer Eule

In meiner Praxis und im Blickfeld meiner Klient*innen steht die

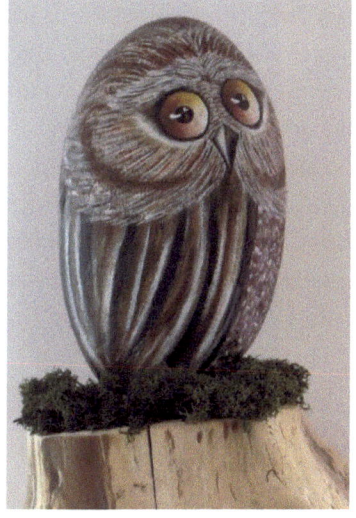

weise Eule namens „Dorothea". Aufmerksam verfolgt sie die Gespräche. Vor allem hört sie, was zwischen den Zeilen gesagt wird. Sie hört sogar das, was überhaupt nicht thematisiert wird, weil ein seelischer Schmerz oder eine Angst schwer darüber liegt.

Am Ende eines Beratungs- oder Therapiegesprächs bitte ich meine Klient*innen, mit Dorothea für einige Minuten in Kontakt zu treten, ihr in die Augen zu blicken und ihren weisen

Abbildung 4: Die weise Eule „Dorothea"

Botschaften zu lauschen: *„Was möchte Ihnen Dorothea in Bezug auf Ihre aktuelle (oder künftige) Lebenssituation mitgeben?"* Auch ich erfahre Bereicherung durch die Weisheit meiner Eule. Während Dorothea „zu Wort kommt", erklingt leise Instrumentalmusik.

Die innere Weisheit der Klient*innen wird mithilfe der Eule Dorothea nach außen verlagert, bekommt durch diese Symbolik Gestalt. Vor allem der Zugang zu den geistigen Ressourcen, zur

Stimme des Gewissens, wird dadurch eröffnet. Ich staune immer wieder, wie klug und besonnen Dorothea ist, wie sehr sie sich in andere einfühlen und ihre Bedürfnisse respektieren kann. Zudem ist sie eine Meisterin des vorausschauenden Denkens und Planens. Ich bin von ihrem unerschöpflich großen Repertoire an Weisheit und kreativer Gestaltungskraft immer wieder tief beeindruckt.

Primäre Unterstützung auf der Prozessebene

Eine spezifische fachliche Expertise bereichert einen Beratungsprozess – jedoch ist sie nicht zwingend notwendig

Eine Expertise in einem bestimmten Themenfeld erweist sich im Kontext von Beratung bzw. Supervision als äußerst hilfreich. Beispielsweise kann ich aufgrund meiner mehrjährigen Erfahrung im Bereich Palliative Care Schwerkranke und deren An- und Zugehörige kompetent beraten, begleiten oder therapieren. Im Rahmen von Supervision kann ich die Spannungsfelder, in denen Mitglieder eines interdisziplinären Palliativteams stehen, rasch orten, deren Auslöser und komplexe Folgen besser verstehen. Ein Studium in Bildungswissenschaften bereichert die Beratung von Pädagog*innen.

Dennoch suchen mich auch Menschen aus anderen beruflichen Kontexten auf, weil sie Unterstützung in verschiedenen krisenhaften Lebenslagen brauchen. Ich denke hier an nicht pädagogische oder soziale Berufssparten, etwa an Elektrotechniker*innen, Distributionslogistiker*innen, Hausbetreuende, Verkaufende oder Rennfahrende.

Es kommen nicht nur unbescholtene Menschen in die Praxis. Manche haben gestohlen, betrogen, geschlagen, veruntreut oder jemanden sexuell missbraucht. Andere streben nach purer Trieb- und Lustbefriedigung oder fühlen sich in den Pornowelten des Internets zu Hause. Unter meinen Klient*innen finden sich auch Voyeurist*innen und Stalker*innen. Unbeschreiblich groß ist die Vielfalt an kulturellen, weltanschaulichen und sexuellen Orientierungen, die den meinen mitunter völlig widersprechen. Um sie zu beraten bzw. therapeutisch behandeln zu können, muss ich nicht unbedingt auf der Inhaltsebene, sondern kann ich primär auf der Prozessebene agieren. Durch das überlegte Formulieren hilfreicher Fragen, anhand derer die Hilfesuchenden eigene Haltungen und Verhaltensweisen tief greifend reflektieren können, kann ich beispielsweise den Fokus vom Problem weg und hin auf die Ressourcen einer Person lenken.

Die Kenntnis vom Problem ist nicht erforderlich – es genügt eine bildhafte Metapher

Es ist methodisch möglich, über ein Thema zu sprechen, ohne es zu benennen. Dies ist beispielhaft dann sinnvoll, wenn eine Person tiefe Scham aufgrund von abartigen sexuellen Fantasien oder Handlungen verspürt. Auch bei einem zerreißenden Trauerschmerz bietet sich folgende Intervention an: Beispielsweise könnte die Klientin/der Klient eine Bildmetapher aus einem reich bestückten Fotosortiment wählen.

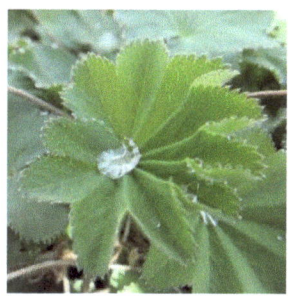

Abbildung 5: Die „Pflanzenträne" – eine Bildmetapher für die Begleitung trauernder Menschen

Alle Fotos mache ich selbst, wobei mir die Natur die allermeisten Motive liefert.

Die Abbildung zeigt die „Pflanzenträne" des Frauenmantels und lädt zum Nachdenken über die Bedeutung der Trauer ein. Eine Klientin unterdrückte die Tränen, weil sie stark sein wollte. Weinen würde sie und andere schwächen, so ihre Ansicht. *„Was geht Ihnen beim Betrachten der Träne des Frauenmantels durch den Sinn?", „Welche Bedeutung könnten die Tautröpfchen für die Pflanze wohl haben?", „Was fällt*

Ihnen beim Betrachten der Pflanzenträne noch auf?" Dieses Foto hat schon so manchen Tränenfluss in Gang gesetzt.

Anhand einer bildhaften Metapher erarbeiten wir die Ursachen, Auslöser, Herausforderungen, realisierbare Ziele, Auswirkungen auf andere, Entwicklungspotenziale usw.

Fort- und Weiterbildung

> *„In Kants Jahren konnte der Aufklärer nicht aufklären, weil man ihn nicht ließ, zu unserer Zeit nicht, weil man ihn nicht liest"* (Ludwig Marcuse).

Lebens- und Sozialberatende haben die Pflicht, *„ihren Beruf nach bestem Wissen und Gewissen auszuüben und bei der Zusammenarbeit mit anderen Berufsgruppen die Entwicklung der Erkenntnisse der in Betracht kommenden Wissenschaften zu beachten"* (GewO 1994, BGBl. Nr. 194, § 69 Abs. 2). Ich verstehe Bildung als einen lebenslangen Prozess. Laufende Fort- und Weiterbildungen sind weit mehr als eine gesetzlich verankerte Pflicht.

Durch Bildung erschließen sich neue Einsichten. Das eigene Tun und Unterlassen wird gemäß dem aktuellen Forschungsstand reflektiert. Interdisziplinäre Fortbildungen ermöglichen den wertvollen interprofessionellen Fachdialog. Zudem wird die Bedeutung einer berufsgruppenübergreifenden Zusammenarbeit gestärkt und gefördert. Als äußert lehrreich erachte ich das eigene Literaturstudium, eventuell gekoppelt mit dem Verfassen von Exzerpten. Vor allem das Nachdenken über das Gelesene ist bedeutsam. Nicht nur kognitives Wissen ist bedeutsam, ebenso die fortwährende Entwicklung eigener Einstellungen und die Weitung von Perspektiven. Hierbei erweist sich das Verfassen eigener Texte zu ausgewählten Fragestellungen als effektiv. Beispielsweise verfasste ich kürzlich einen Text zur selbst gewählten Thematik: „Die Bedeutung der ethischen Kompetenz von Psychotherapeut*innen im Umgang mit

Patient*innen, die einen ärztlich assistierten Suizid bei beginnender Demenz in Erwägung ziehen."

Selbstreflexion

„Wer sich nicht selbst befiehlt, bleibt immer Knecht"
(Johann Wolfgang von Goethe).

Alles verändert sich, wenn ich mich verändere. Um den Klient*innen nicht unbeabsichtigt eigene Ziele und Lösungswege überzustülpen, reflektiere ich mein methodisches Vorgehen regelmäßig und kritisch. Hierzu lese ich Fachliteratur, erschließe meine eigene Haltung gegenüber einer Person oder zu einem Gesprächsthema durch reflektierendes Schreiben, durch das Verfassen eines Artikels, durch Einfühlung in mein Gegenüber oder durch Inanspruchnahme einer Supervision. Von Zeit zu Zeit halte ich also inne und schaue mir selbst kritisch über die Schulter. Dies ist vor allem dann bedeutsam, wenn ich mich gegenüber meinen Klient*innen ungeduldig oder wenig empathisch erfahre oder die Freude und Begeisterung an meinem Wirken schwindet.

Mit sich selbst liebevoll umgehen

All die zu intendierenden Werte setzen mich manchmal unter Druck, vor allem dann, wenn die Balance zwischen An- und Entspannung aus dem Gleichgewicht kommt. Manchmal verwirrt mich das Überangebot an Ideen und ich erlebe mich zweifelnd und zögernd. Auch bin ich unsicher im Neuen und zugleich wissbegierig. All das bin ich. Ja, ich bin unvollkommen, fehlerhaft, frustriert, demotiviert, übersensibel, ängstlich und vorschnell wertend. Kurz gesagt: ich bin auch haltungsschwach, weil ich kein Übermensch bin. Dann versuche ich, meine Unvollkommenheit lieb zu haben, was mir mit jedem Jahr des Älterwerdens besser gelingt. Obwohl ich die Lebensmitte bereits überschritten habe, gibt es für mich noch immer enorm viel zu lernen. Eines Tages, das fühle ich, werde ich eine „vollkommene Unvollkommene" sein, somit ganz „Mensch", und ich werde darüber dankbar lächeln ☺.

III KRISENVERSTÄNDNIS

„Krise" – Begriffsherkunft und -bedeutung

Etymologisch betrachtet leitet sich das Wort Krise aus dem Griechischen ab und bedeutet „Unsicherheit", „bedenkliche Lage", „Zuspitzung" und „Wendepunkt". Hippokrates von Kos, der berühmte griechische Arzt des Altertums und Vater der modernen Medizin, verwendete diesen Begriff im Zusammenhang mit dem Höhe- oder Wendepunkt eines Krankheitsgeschehens, bei dem entweder die „Wiederkehr der Gesundheit" oder „die Verschlimmerung und der Tod" zu erwarten wären. Gemäß Hippokrates liegt der Begriff „Krise" dem der „Crisis" nahe, was für „Entscheidung" steht (Ideler, 1796, § I). „Krise" wird im Allgemeinen mit „entscheidender Wende", „Sichtung", „Notlage", aber auch mit „Höhepunkt" übersetzt (Häfner & Helmchen, 1978, S. 82). Im Allgemeinen bezeichnet der Begriff den Höhe- bzw. Kulminationspunkt einer gefährlichen Entwicklung. Das Wort „krisenfest" bedeutet „dauerhaft", „langlebig" und „wertbeständig" (Duden, o. J.).

Merkmale von Krisen

Krisen werden häufig durch kritische Lebensereignisse, Lebenserfahrungen mit einer besonderen affektiven Tönung, ausgelöst. Maßgeblich für das Auftreten oder Nichtauftreten einer individuellen Krise ist das Bindungssystem einer Person und das Volumen an resilienten Faktoren, die subjektiven Erfahrungen und Einstellungen einer Person zu einer Problemlage sowie ihre Fähigkeit, Gefühle zuzulassen, mit ihnen angemessen umzugehen und sich ggfs. davon zu distanzieren. Zudem wird das Erleben der Krise von der Fähigkeit beeinflusst, wie sehr die Betroffenen auftretende Gefühle ausschließlich im Zusammenhang mit der aktuellen Situation sehen, oder ob ihnen bewusst ist, dass die Gefühle auch im Zusammenhang mit vergangenen Situationen stehen können. Bedeutsam ist darüber hinaus die Fähigkeit, auf Ressourcen zuzugreifen und Hilfe in Anspruch zu nehmen, um letztendlich die Eigenverantwortung für die Problemlösung (wieder) zu übernehmen. Krisen weisen folgende Merkmale auf:

◊ Die Betroffenen erleben subjektiv eine „*Notlage*", ein „*sehr schweres Problem*", „*Ohnmacht*"; sie fühlen sich „*orientierungslos*" und reagieren häufig konfus.

◊ Das Erleben ist von tiefgreifenden und vielfachen Emotionen begleitet, meistens von Angst, die Angst ist häufig unverhältnismäßig groß. Die Gefühle unterliegen starken Schwankungen und können binnen weniger Minuten einander abwechseln. So liegen etwa Freude und Trauer bei Verlustkrisen nahe beieinander.

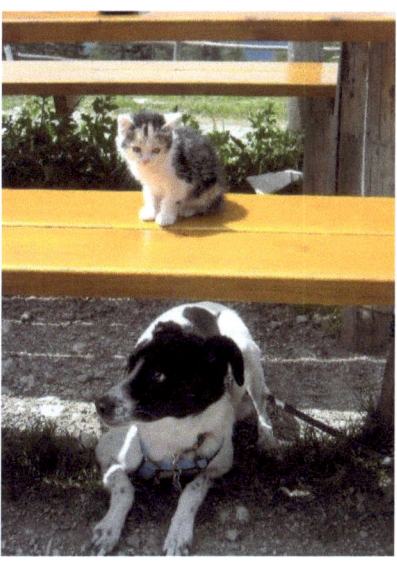

Abbildung 6: Krisenbetroffene brauchen häufig Unterstützung bei der Dereflexion einer unverhältnismäßig großen Angst

◊ Es besteht das Risiko einer emotionalen und vegetativen Erschöpfung.

◊ Im Zuge einer massiven und überwältigenden Erschütterung des Lebensentwurfs besteht die Gefahr einer Selbst- oder Fremdgefährdung.

◊ Die individuell verfügbaren Bewältigungsstrategien kommen an die Grenzen bzw. versagen gar gänzlich.

◊ Je beängstigender eine Krise, desto eher kommen unbewusste Abwehr- und Bewältigungsweisen zum Tragen.

◊ Jede*r Krisenbetroffene hat ein anderes Gefühl von Priorität und Dringlichkeit und fühlt sich im Recht.

◊ In Krisen verengt sich die Wahrnehmung, wodurch sich die Fähigkeit des Zugriffs auf das individuelle und kreative Gestaltungspotenzial verringert.

◊ Zentral ist die Reflexion des bisherigen Lebensentwurfs.

◊ Die erschütternde Lebenserfahrung erfordert eine zentrale Neustrukturierung und -ausrichtung der Lebensumstände.

◊ Nützliche Funktionen können in Krisenzeiten kaum übernommen werden, ohne hierbei „Fehler" zu machen.

◊ Eine Krise ist zeitlich begrenzt.

Gemäß Bundesministerium für Gesundheit bedeutet eine Krise

den Verlust des dynamischen Gleichgewichts zwischen stabilisierenden und labilisierenden Kräften unter dem Einfluss äußerer und innerer Faktoren (psychischen, sozialen, somatischen Faktoren etc.). Krisen können mit einem Gewinn an Handlungsmöglichkeiten, wie zum Beispiel bei notwendigen Entwicklungskrisen, oder mit einem Verlust derselben einhergehen, je nachdem, welche Bewältigungsstrategien zur Verfügung stehen (BMG 2005, S. 19).

Von Krisen Betroffene erleben eine eingeschränkte Handlungslogik, weshalb sie mitunter für Einflüsse von außen allzu empfänglich sind, ob durch professionelle Unterstützung oder durch fest verankerte Überzeugungen. Krisen können zwei Entwicklungswege anstoßen: Einerseits den Zuwachs an Lebenserfahrung und die Prozesse der Neuorientierung und andererseits die Hingabe an das Opferdasein und die Umsetzung problematischer Bewältigungsweisen, beispielsweise durch einen multiplen Substanzmittelabusus.

Sonneck beschreibt eine psychosoziale Krise als

> den Verlust des seelischen Gleichgewichts, den ein Mensch ver
> spürt, wenn er mit Ereignissen und Lebensumständen konfron
> tiert wird, die er im Augenblick nicht bewältigen kann, weil sie
> von der Art und vom Ausmaß her seine durch frühere Erfahrun
> gen erworbenen Fähigkeiten und erprobten Hilfsmittel zur Er
> reichung wichtiger Lebensziele oder zur Bewältigung seiner Le
> benssituation überfordert (1991, S. 31).

Gemäß Simmich et al. (1999) ergibt sich eine psychische Krise aus
einer akuten Überforderung eines gewohnten Verhaltens- und Bewältigungssystems durch belastende äußere oder innere Auslöser.
Die Überforderung kann dabei das Produkt einer kurzfristigen, jedoch heftigen Belastung oder das Resultat einer länger andauernden kumulativen Belastung sein, wie in der unten stehenden Abbildung zu sehen ist (Amelio et al., 2006, S. 195–196).

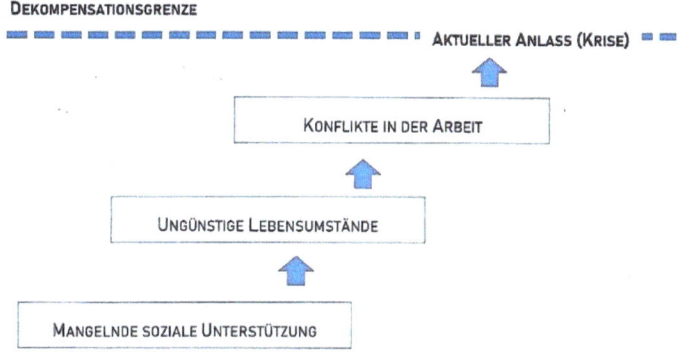

Abbildung 7: Psychische Krisen als Ergebnis kumulativer Belastung in Anlehnung an Amelio et al. (2006, S. 195–196)

Je eher eine Situation von einer Person als existenziell bedrohlich
eingeschätzt wird und je niedriger die individuellen Ressourcen
zum Aushalten oder Bewältigen der Bedrohung sind, desto intensiver treten Gefühle der Überflutung oder der Angst, gar „verrückt" zu werden, auf (Amelio et al., 2006, S. 196).

Caplan und Cullberg definieren Krise als

den Verlust des seelischen Gleichgewichts, den ein Mensch verspürt, wenn er mit Ereignissen und Lebensumständen konfrontiert wird, die er im Augenblick nicht bewältigen kann, weil sie von der Art und dem Ausmaß her seine durch frühere Erfahrungen erworbenen Fähigkeiten und erprobten Hilfsmittel zur Erreichung wichtiger Lebensziele oder zur Bewältigung seiner Lebenssituation überfordern (in Sonneck, 2000, S. 32).

Dieser Begriffsbestimmung folgend sind es weniger objektive Situationsfaktoren, die zur Wesensbestimmung einer Krise herangezogen werden. Vielmehr liegt der Schwerpunkt auf dem Erleben der betroffenen Person und in der subjektiv erfahrenen Überforderungssituation, die sich aus der Neuartigkeit der Handlungsanforderungen bzw. ihrer scheinbaren Nicht-Bewältigbarkeit ergibt.

Als *„ein Ereignis oder eine Situation, die als untragbare Schwierigkeit wahrgenommen wird und welche die für die betroffene Person vorhandenen oder im Moment zur Verfügung stehenden Bewältigungsstrategien überfordert"*, beschreiben James und Gilliland (2001, S. 20) die psychische Krise.

Diegelmann und Isermann verstehen unter „Krise" eine *„problematische, mit einem Wendepunkt verknüpfte Entscheidungssituation"* (2011, S. 12).

Gemäß Jost (2006, S. 104) wird der Begriff Krise „[…] *nicht mehr nur für Höhepunkte im Verlauf körperlicher Erkrankungen, sondern auch zur Bezeichnung bestimmter Abschnitte und Wendungen hin zum Besseren oder Schlechteren in seelischen oder sozialen Entwicklungen"* verwendet.

Ulich verweist auf die Krise als einen *„belastenden, temporären, in seinem Verlauf und seinen Folgen offenen Veränderungsprozess der Person, der gekennzeichnet ist durch eine Unterbrechung der Kontinuität des Erlebens und Handelns, durch eine partielle Desintegration der Handlungsorganisation und eine Destabilisierung im emotionalen Bereich"* (Ulich, zit. n. Filipp, 2007, S. 339).

Die Autorin Schyboll bezeichnet Krisen als *„vorübergehende Regengüsse des Geistes, die das Wachsen klarer Gedanken nähren"* (2014, Aph. 16).

Hans Arndt, 1909–1995, ein deutscher Aphoristiker, konstatierte: *„Bedeutende Erfolge sind auch die Ergebnisse überwundener Krisen"* (Arndt, T., o. J.).

Die Krise in der Sprache der Existenzanalyse und Logotherapie

In der Existenzanalyse und in der Logotherapie drückt sich die „Krise" begrifflich mit „existenzieller Frustration" oder „existenzielles Vakuum" aus, einhergehend mit einer tiefen Sinnkrise. Ursachen solcher Krisen liegen laut Frankl vor allem im Instinkt- und Traditionsverlust. Der Mensch verfügt nicht über jenes instinktive Wissen, das ihm vorgibt, was zu tun ist. Ebenso schwindet mit dem Wegfall von Traditionen das Wissen darüber, was das Gesollte ist. Umso mehr tendiert die Person dazu, *„entweder nur das zu wollen, was die anderen tun, oder nur das zu tun, was die anderen wollen"* (Frankl, 2005, S. 13).

Zusammenfassend kann gefolgert werden, dass Krisen häufig entscheidende Wendepunkte im Leben eines Menschen bedeuten, die zum Überdenken der eigenen Lebenssituation und -führung anregen. Eine gezielte Auseinandersetzung mit der existenziellen Belastung führt zu einer Weitung der Bewältigungsmechanismen auf der Ebene der Einstellungen und des Verhaltens, was wiederum Prozesse der Wandlung und Neuorientierung zur Folge hat. Krisen können körperlich, seelisch, noetisch oder spirituell bedingt sein und haben den Charakter von Existenzialität. Sie können das Individuum und auch die Gemeinschaft betreffen.

Bereits für Außenstehende geringfügig anmutende Störungen auf der Beziehungsebene können subjektiv als Krise erfahren werden. Der Schweregrad der Krise wird unter Berücksichtigung aktueller Traumatisierungen und im Hinblick auf die Auswirkungen auf Entwicklungsprozesse eingestuft. Zu bedenken ist, dass auch therapeutische Interventionen oder welche, die im Zuge einer Beratungstätigkeit zum Einsatz kommen, ebenso Krisen auslösen können. Die Einschätzung der Dimension „Krisenhaftigkeit" erfolgt gemäß BMG (2005) qualitativ und quantitativ durch die Beschreibung von *„Anlässen und Kriterien für Krisen"*. Beispielhaft seien an dieser Stelle die aktuelle bzw. zu erwartende (De-)Eskalationsstufe oder der Prozessverlauf einer Krisensituation bzw. -phase genannt. Die Dimension Krisenhaftigkeit umspannt das Kontinuum zwischen ungefährdeter Stabilität und vermehrter Labilität bis hin zur schweren existenziellen Krise. Unterschieden werden fünf Schweregrade, die jeweils entsprechende Handlungsnotwendigkeiten erfordern (BMG, 2005, S. 20–21):

1. Schweregrad:

Es liegt eine geringe Störung vor. Das Gleichgewicht zwischen stabilisierenden und labilisierenden Faktoren ist irritiert. Erkennbar ist dies etwa an innerer Unruhe oder am subjektiven Gefühl von Überforderung, Ängstlichkeit usw.

2. Schweregrad:

Es liegt eine erhebliche Störung der Handlungsfähigkeit und Flexibilität vor, ebenso treten somatische Symptome auf. Das Suchtverhalten verstärkt sich usw.

3. Schweregrad:

Die vorliegende Störung ist schwer ausgeprägt. Bisherige zentrale Lebensbeziehungen werden instabil bzw. gehen verloren: Trennung, Verlust des Arbeitsplatzes, soziale Bezüge usw.

4. Schweregrad:

Es liegt eine schwerste Störung vor: Psychisch-existenzieller Zusammenbruch, fehlende Distanzierungsfähigkeit von belastender Symptomatik usw.

5. Schweregrad:

Es liegt eine unmittelbare Selbst- und Fremdgefährdung vor, die eine stationäre Aufnahme und Behandlung erfordert.

Die Gefahr einer psychischen Dekompensation ist bei Menschen mit bereits bestehenden psychischen Erkrankungen besonders hoch, weil die meisten von ihnen über reduzierte Bewältigungsmechanismen und eine erhöhte Vulnerabilität im Hinblick auf krisenhafte Anlässe verfügen.

Hilfreiche und sinnvolle Bewältigungskompetenzen aktivieren – und dabei Geduld aufbringen

Menschen in Krisen aktivieren selten jene Bewältigungsstrategien, die in einer konkreten Situation besonders hilfreich oder sinnvoll wären. Stattdessen greifen sie häufig und reflexartig auf bewährte Bewältigungsweisen und frühkindlich geprägte Muster zurück, etwa das intensive und ununterbrochene Arbeiten, Klagen, das Abdriften ins Opferdasein, Grübeln, das Verharmlosen, Verleugnen, Regredieren, das Ausspielen von Machtgebärden, das Üben von Rache, das Schüren von Selbstzweifel usw. Unselige und chronische krisenhafte Entwicklungen werden häufig normalisiert bzw. verharmlost: *„Er trinkt jetzt nur noch einen Liter Schnaps an einem Tag.“* Die Wert- und Sinnhaftigkeit dieser Reaktionsweisen in Bezug auf die aktuelle krisenhafte Situation wird zumeist nur ungenügend reflektiert. Es dauert, bis neue Bewältigungsweisen und Perspektiven entwickelt werden, weshalb die Betroffenen, auch die Beratenden, darin gefordert sind, Geduld aufzubringen.

Kognitives Denken

Eine objektive Analyse der Auslöser, ebenso das logisch-stringente, strukturierte, lösungsorientierte und auch weise Denken, Planen und Entscheiden, fällt schwerer als sonst und wird von den Betroffenen als anstrengend empfunden. Die Alltagsbewältigung gerät mitunter mangels Priorisierung von Aufgaben ins Stocken.

Ehrlich gemeinte Wertschätzung und Allparteilichkeit

Die Begrenztheit des Machbaren, trotz redlichen Bemühens, liegt in Krisenzeiten in der Natur des Menschen. Dennoch werden Personen, die naturgemäß im Zuge ihrer Tätigkeit in Krisenzeiten an Grenzen stoßen, von Krisenbetroffenen häufig als „heillos überfordert“ oder gar „unfähig“ eingestuft. Beispielhaft war dies der

Fall, als während der Corona-Krise jene Personen, die einen Infektionsverdacht hatten und die Hotline wählten, sich über die *„viel zu langen Wartezeiten"* vehement beklagten, verbunden mit diversen ungerechtfertigten und zynischen Bemerkungen. Auch Pauschalierungen wie *„die Politiker*innen"* treten häufiger zutage, verbunden mit der Tendenz zur selektiven Aufmerksamkeit, wonach nur noch jene Verhaltensweisen wahrgenommen werden, die den ohnehin schon verzerrten Eindruck noch weiter verstärken. Das fragmentarische Erfassen von Stärken, Bemühungen und realisierbaren Möglichkeiten von Personen bzw. Personengruppen belastet mitunter die zwischenmenschlichen Beziehungen.

Empathie, Verständnis und Solidarität anderen gegenüber

Insbesondere in Beziehungskrisen bedeutet es für die Betroffenen eine Herausforderungen, sich in eine andere Person einzufühlen, aktiv zuzuhören, das redliche Bemühen um einen guten Ausgang zu würdigen, dem anderen seine Unvollkommenheit zuzugestehen, das Gelungene und Heile aus der Vergangenheit zu sichten und zu würdigen.

Im Zuge der Corona-Pandemie wurden an vielen Bildungsinstituten Onlinelehrveranstaltungen durchgeführt, was für einige Referent*innen eine enorme Herausforderung bedeutete. An einer Ausbildungseinrichtung beendeten einige Lehrende ihre Tätigkeit, weil sie über die Entscheidung zu einem *„derart unpersönlichen pädagogischen Zugang"* entsetzt waren. Per E-Mail übermittelten sie an die Leitenden des Instituts zynische Bemerkungen, Unterstellungen, Wortverdrehungen, Fehlinterpretationen von schriftlich übermittelten Informationen und Appelle moralischen Gehalts. Kaum jemand suchte das persönliche Gespräch und erkundigte sich nach den Überlegungen, welche der Entscheidung zum Onlineseminarbetrieb vorausgingen. Die E-Mails wurden nicht an eine Person, sondern an alle am Institut Tätigen gesendet. Menschen in Krisen tendieren dazu, den eigenen Standpunkt mit einer Vielzahl an Argumenten zu vertreten, wobei Hinweise auf die eigene Funktion,

Profession oder Erfahrung verstärkend fungieren. Alle Argumente, die den eigenen Standpunkt noch unterstreichen, kommen wiederholt zum Einsatz. Darüber hinaus wurde im obigen Beispiel den Entscheidungstragenden prophezeit, welche katastrophalen Auswirkungen ihr Vorgehen in den kommenden Jahren mit sich bringen würde.

Krisen treffen vor allem auch Führungspersonen, Entscheidungstragende und politisch Verantwortliche zumeist in doppelter Hinsicht, weil individuelle und strukturelle Faktoren ineinandergreifen.

Alte Geschichten ruhen lassen

Das Phänomen, im Zuge einer Krise die berühmten „alten Geschichten" erneut aufzugreifen, ist hinlänglich bekannt. Zu einem Zeitpunkt, zu dem die USA mehr Coronavirus-Infektionen als jedes andere Land der Welt hatten, griff Präsident Trump reflexartig auf bewährte Kommunikationsmuster zurück und betonte einmal mehr, dass es sich bei dem Virus um das „China-Virus" handeln würde. Trump spielte erneut auf die angespannten zwischenstaatlichen Beziehungen zwischen den USA und China an, wofür jedoch China, so seine Überzeugung, die alleinige Schuld trage. In einem späteren Telefonat mit dem chinesischen Präsidenten Xi Jinping, und emotional wieder etwas abgekühlt, lobte er hingegen die gute Zusammenarbeit mit China bei der Bekämpfung der Pandemie.

Selbstdistanzierung und Neuorientierung

Von Krisen Betroffenen fällt es schwer, eine Distanz zum Problem einzunehmen, davon ein Stück weit abzurücken oder es für einige Stunden beiseitezulegen. In stressreichen oder angstbesetzten Zeiten sind Betroffene darin gefordert, die Entscheidung zur Distanzierung vom Psychophysikum zu treffen, dank der noetischen Dimension. Dann ist es am ehesten möglich, die erforderliche Kraft zur Neuorientierung aufzubringen.

Balance von Selbst- und Fremdverantwortung

Die Selbstverantwortung anderer wird entweder unter- oder über-bewertet, weshalb Betroffene entweder zur Übernahme von Fremdverantwortung oder zur Untergrabung eigener Fähigkeiten neigen. Eine Person, die stets „ja" zu anderen sagte und darum bemüht war, vor allem deren Bedürfnisse (ungefragt) zu erfüllen, ist darin gefordert, dann und wann zu sagen: *„Bitte nicht so viel"*, *„Bitte nicht so oft"* oder *„Bitte nicht jetzt."* In manchen Phasen während einer Krise brauchen wir die ganze Kraft für uns selbst, etwa in akuten Verlustkrisen. Ebenso neigen hoch belastete Personen zu eindimensionalen Sichtweisen, wie *„Ich bin schuld, weil ich mich in jemand anderen verliebt habe"* oder *„Die alleinige Verantwortung für den Sturz der alten Dame liegt bei der Reinigungsperson"* usw.

Reflektiert entscheiden und vorausschauend handeln

Krisenbetroffene sind darin gefordert, die Möglichkeit des Ergreifens von Entscheidungs-, Handlungs- und Haltungsfreiräumen aufzugreifen, etwa durch das Einnehmen einer zuversichtlichen und vertrauensvollen Haltung.

Repetitives Denken

Das Auftreten bestimmter und immer wiederkehrender Gedanken bei ungelösten Problemen, den „repetitiven Gedanken", dient der Selbst- und Emotionsregulation. Das Phänomen des grüblerischen Denkens wird in der Fachsprache als „Rumination" bezeichnet. Das lateinische Wort „ruminare" bedeutet „wiederkäuen". Menschen können, ähnlich wie Kühe, schwer Verdauliches durch intensives Wiederkäuen verarbeiten. Diese Form des Denkens hat negative Auswirkungen wie Depression, Angst und körperliche Dysfunktionen und positive, etwa die subjektive Kompetenzsteigerung und die Fähigkeit zur Sinnfindung (Filipp & Aymanns, 2018, S. 176–177).

Studie zur zeitlichen Taktung und Erstreckung

Bedeutsam sind die zeitliche Taktung und Erstreckung, ebenso die Inhalte, um die das repetitive Denken kreist. Beispielsweise ging repetitives Denken unmittelbar nach dem Tod eines Kindes mit einer posttraumatischen Symptomatik einher. Trat diese Denkform jedoch erst später und fortwährend auf, hatte sie adaptive Funktion (Watkins, 2008, 163–168).

Studie zur Sinnfindung

Studien ergaben, dass wiederkehrende Gedanken, die auf das Verstehen einer Krise gerichtet waren, mit einer gesteigerten subjektiven Bewältigungskompetenz einhergingen. Dies zeigte sich nicht nur bei den Erwachsenen, sondern beispielshaft auch bei einer Untersuchung mit Kindern, die den Hurrikan „Floyd" 1999 überlebten (Cryder et al., 2006, 65–69).

Grübeln

Auf negative Erfahrungen folgen grüblerische Auseinandersetzungen in Form von zumindest zeitweise intrusiv, d. h. unwillentlich aufdrängenden Gedanken. Dabei hat eine dysphorische Stimmungslage eher „depressives Ruminieren" zur Folge als eine ausgeglichene. Die Gedanken kreisen hauptsächlich um die Krisenauslöser und um das eigene belastende Erleben, wodurch sich das Risiko, eine depressive Symptomatik zu entwickeln, erhöht. Eine solche geht mit einer zunehmenden sozialen Isolierung einher, was wiederum ein Auslöser für ruminantes Denken ist und sich die betroffene Person somit in einem Teufelskreis zwischen der sozialen Isolierung und dem ruminierenden Denken befindet.

Ruminantes Denken ist eine Gewohnheit, die durch häufiges Auftreten, durch einen automatisierten Charakter und durch die Unkontrollierbarkeit negativer Gedanken gekennzeichnet ist (Filipp & Aymanns, 2018, S. 178). Das Ruminieren findet erst dann ein Ende, wenn es den Betroffenen gelingt, sich von einem unerreichbaren Ziel zu verabschieden und dieses ggfs. Eingang in persönliche Utopien gefunden hat bzw. in Sehnsucht transformiert wurde (ebd., S. 180).

Lebensereignisforschung

Gemäß den Ergebnissen der Lebensereignisforschung bedeuten kritische Lebenserfahrungen „Stressoren". Treten diese kumulativ und innerhalb eines bestimmten Zeitraumes auf, übersteigen sie oftmals die Bewältigungsstrategien der Betroffenen.

Ausgehend von dem in den 1930er-Jahren konzipierten Stressmodell von Hans Selye, 1907–1982, neigen Krisenbetroffene angesichts einer hohen subjektiven Belastung zum Zusammenbruch des Organismus, zu einer höheren Krankheitsanfälligkeit und unterliegen einer Rezidiv-Gefahr (Selye, 1956). Der subjektiv empfundene Stress ist umso stärker, je mehr ein Ereignis das Leben einer Person verändert und je höher der „Wiederanpassungsaufwand" an die veränderte Situation ist. Letzteres wurde als „Stressmaß" auf Grundlage von Expertenurteilen festgelegt und bildete die Grundlage zur Erforschung des Verständnisses von „positiven" und „negativen" Ereignissen. Auch positive Ereignisse können subjektiven Stress erzeugen. Ihnen kommt jedoch vielmehr die Bedeutung eines „Stresspuffers" in der Auseinandersetzung mit belastenden Ereignissen zu.

Von pathogenetisch höherer Bedeutung sind jedoch die negativen Ereignisse (Filipp, 2007, S. 340). Die Quantifizierung der Stressbelastung erfolgt anhand von Ereignislisten. Im Zuge von Studien der Lebensereignisforschung sollten die Untersuchungspersonen angeben, mit welchen Ereignissen sie binnen eines bestimmten Zeitraumes, meist innerhalb eines Jahres, konfrontiert waren. Die Forscher gingen davon aus, dass ein Einjahresintervall bedeutsam ist, da anzunehmen war, dass die Anpassung an weiter zurückliegende Ereignisse zwischenzeitlich bereits erfolgt war. Eine weitere

Annahme war, dass vor allem die Kumulation kritischer Erfahrungen innerhalb dieses definierten Zeitraums ausschlaggebend für das Stressmaß sein könnte. Daher wurden für alle von der jeweiligen Person genannten kritischen Lebensereignisse die Scores für den Wiederanpassungsaufwand aggregiert und als Maß der Stressbelastung herangezogen.

In der Life-Event-Forschung kommt die „Social Readjustment Rating Scale" (SRRS) (Holmes & Rahe, 1967) häufig zum Einsatz. Diese Checkliste mit 43 definierten Ereigniskategorien wurde in unzähligen Varianten adaptiert. Einschneidende Ereignisse, z. B. Scheidung, Tod des Ehegatten oder Arbeitsplatzverlust, werden auf Basis von Fremdratings angekreuzt, gewichtet und anschließend zu einem Gesamtscore addiert. Dieses Instrument wurde jedoch auch kritisiert, da nur negative Ereignisse als Stressoren infrage kamen (Katschnig & Nouzek, 1988). Die Ereignisse könnten ferner nicht nur Ursache, sondern auch Resultat der Störungen sein, so die Einwände.

Neuere Ansätze der Life-Event-Forschung erfassen daher auch die Umstände der Ereignisse, ihr kurz- und langfristiges Bedrohungspotenzial sowie ihren zeitlichen Bezug zum Beginn von Krankheiten. Beim „Life Experiences Survey" beispielsweise gewichtet die Person die positiven oder negativen Ereignisse selbst nach der Schwere der Folgen für ihr Leben. Mit der „Assessment of Daily Experiences Scale" liegt ein Instrument zur prospektiven Erfassung täglicher Erfahrungen vor, welches Erinnerungsfehler gering halten soll. Dieser Skala liegt die Auffassung zugrunde, dass weniger kritische Lebensereignisse als vielmehr die kleinen alltäglichen Mikrostressoren, „daily hassles", mit psychophysiologischen Erkrankungen in Beziehung zu stehen scheinen. Breit eingesetzt wurde auch das „Psychiatric Epidemiological Research Interview" (PERI). Zwischenzeitlich gibt es Versuche, die die Belastung traumatischer Ereignisse ebenfalls registrieren, etwa durch die Checkliste „Stressful Life Events Screening Questionnaire" (SLESQ) (Filipp & Aymanns, 2018, S. 71–73).

Krise aus entwicklungspsychologischer Sicht

In vielen Studien zeigte sich eine Übereinstimmung zwischen den Bindungsrepräsentationen der Eltern und der Reaktion des Kindes auf diesen Elternteil in der fremden Situation.

Der Wunsch nach Bindung ist ein biologisch determiniertes Grundbedürfnis, das über die gesamte Lebensspanne hinweg von zentraler Bedeutung für die Bewältigung von Krisen und Herausforderungen ist. Das Gefühl von Sicherheit wird durch feinfühligen und verfügbaren zwischenmenschlichen Kontakt vermittelt. Auf Basis von Bindungserfahrungen im frühen Lebensalter werden innere (mentale) Arbeitsmodelle ausgebildet, die der Person später als Ressource im Umgang mit Krisen und Herausforderungen, beispielsweise bei schwerer Erkrankung, zur Verfügung stehen. Beschrieben werden vier Modelle der Bindung: sicher gebundene Personen, unsicher-vermeidend gebundene, unsicher-ambivalent gebundene und desorganisiert gebundene Personen mit unverarbeiteten Traumatisierungen (Mauer et al., 2014).

Vier Bindungstypen nach John Bowlby

Der britische Kinderpsychiater, Psychoanalytiker und Bindungsforscher John Bowlby (1999, S. 22) geht davon aus, dass das „Bindungsverhaltenssystem" und zugleich Steuerungssystem, in Analogie zur physiologischen Homöostase, auch in der Beziehung von einer Person zu ihrer Bindungsfigur aufrechterhalten wird und nur in spezifischen Kontexten effektiv wirksam werden kann. Demnach, so Bowlby (ebd., S. 23), kann das Fehlen oder eine misslungene Reaktion einer Bezugsperson zu einer traumatischen Reaktion führen. Die Kinder, die erfolgreich Nähe zu ihrer Bindungsperson herstellen können, entwickeln andere Arbeitsmodelle als jene, deren Bemühungen erfolglos bleiben, so Fremmer-Bombik (1999, S. 112).

Bedeutsam ist die Entwicklung einer seelischen Widerstandskraft, welche als „Resilienz" bezeichnet wird. Diese bildet gewissermaßen das Fundament für eine von Vertrauen und Zuversicht geprägte Lebenshaltung. Voraussetzend für die Ausbildung von resilienten Eigenschaften, etwa eine positive Lebenseinstellung und ein gestaltender Umgang mit herausfordernden Lebenslagen, ist die Erfahrung einer verlässlichen und beständigen Bindung zu einer Person in der frühen Kindheit.

„Zielkorrigierende Partnerschaften" – für Resilienz ist es nie zu spät

Falls einer Person diese Erfahrungen in der Kindheit jedoch verwehrt blieben, kann Resilienz auch noch im späteren Leben nachreifen. Erleben Menschen *„zielkorrigierende Partnerschaften"* (Bowlby, 1973, o. S.), können die früh erworbenen und negativen Folgen von Bindungserfahrungen gewissermaßen überschrieben werden. Beispielsweise könnte Resilienz auch im Zuge einer über mehrere Jahre hinweg andauernden Gesprächspsychotherapie nachreifen, auch dann, wenn der Mensch bereits ein hohes Alter erreicht hat. Ja, sogar in einem Altenheim lebend, wenn sich die Person in einem liebevollen, fürsorglichen Umfeld eingebettet fühlt und dort wenigstens eine verlässliche Bezugsperson an ihrer Seite weiß, kann sich Resilienz noch ausbilden. Hierfür ist es also nie zu spät! Beziehungsaufbau und -pflege erwirken immer einen Zuwachs des Gefühls *„Es ist gut, dass es mich gibt"*, unabhängig davon, ob ein Mensch noch leistungsfähig ist und ob er in Zusammenhängen denken oder sprechen kann. Je nachdem, wie sehr in einem Menschen das innerseelische Ressourcenpotenzial in den ersten Lebensjahren und im Laufe der späteren Sozialisation ausgebildet wurde, kann er beispielsweise Lebensveränderungskrisen eher akzeptieren und diesen in einer überwiegend lebensbejahenden Haltung begegnen.

Depression

Weil eine existenzielle Krise auch zu einer Depression führen kann, werden in diesem Kapitel die diagnostischen Spezifika dieser Erkrankung dargelegt. Während die Depression lange Zeit ein Schattendasein führte und als psychische Schwäche fehlinterpretiert wurde, kommt ihr heutzutage allem voran eine Bedeutung im Zusammenhang mit den Alltagswirklichkeiten einer Leistungsgesellschaft zu.

Die ICD-10 (Internationale statistische Klassifikation der Krankheiten und verwandter Gesundheitsprobleme) trifft für depressive Episoden eine Schweregradunterscheidung von „leichten" (F32.0), „mittelgradigen" (F32.1) und „schweren" (F32.2) „depressiven Episoden" (DIMDI, 2019a). Der Schweregrad der depressiven Störung richtet sich nach der Anzahl der erfüllten Haupt- und Zusatzsymptome. Für *„Dysthymien"* (F34.1), d. h. über mindestens zwei Jahre andauernde depressive Verstimmungen, sind keine Unterscheidungen nach der Schwere vorgesehen, weil sie sich gerade dadurch auszeichnen, dass sie die Kriterien bzw. die Symptomanzahl selbst für eine leichte depressive Episode nicht erfüllen.

Ferner lassen sich depressive Störungen nach Verlauf und Dauer klassifizieren. Bezüglich der Zeitdauer gilt laut ICD-10, dass (leichte, mittelgradige oder schwere) depressive Episoden zumindest 14 Tage angedauert haben müssen, um die entsprechende Diagnose bei Vorliegen der Kriterien stellen zu können. Bei schweren depressiven Episoden kann die Diagnose nach weniger als zwei Wochen Dauer gerechtfertigt sein, wenn die Symptome besonders schwer sind und sehr rasch auftreten. Hinsichtlich des Verlaufs ist relevant, inwieweit depressive Störungen voll oder nur partiell remittieren (zwischen depressiven Episoden) oder chronisch verlaufen. Allerdings sieht die ICD-10 – anders als das DSM-5 (Diagnostischer und statistischer Leitfaden psychischer Störungen) – keine Codierung für die Remissionsstärke oder die Chronizität der Störung vor.

Schließlich lassen sich depressive Störungen mit der ICD-10 nach der Frequenz wiederkehrender Erkrankungsphasen klassifizieren. Rezidivierende depressive Störungen sind solche, die sich durch wiederholte depressive (leichte, mittelgradige oder schwere) Episoden charakterisieren lassen. Zentrales Kriterium ist, dass in der Vorgeschichte zumindest eine Episode einer depressiven Störung bestand, bei gleichzeitigem Ausschluss von unabhängigen Episoden mit gehobener Stimmung und Überaktivität, die die Kriterien für eine Manie erfüllen könnten. Die Besserung zwischen den Episoden ist im Allgemeinen vollständig, wobei eine Minderheit von Patient*innen eine anhaltende Depression entwickelt, hauptsächlich im höheren Lebensalter (DGPPN, 2015).

Krisentypen

Einige Typen von Krisen werden in diesem Kapitel näher erläutert.

Lebensveränderungs-, Entwicklungskrisen

> *„Den teuersten Tribut zahlt der Mensch für seine Reife.*
> *Der Idealismus der Jugend ermöglicht die Weisheit des Alters.*
> *Unsere Leiden sind die schlichten Investierungen*
> *in noch unbekannte Gewinne"* (Arndt, T., o. J.).

Lebensveränderungskrisen sind unvermeidbar und akzentuieren besonders sensible Lebensübergänge wie der Auszug aus dem Elternhaus, Heirat, Schwangerschaft, Kindesgeburt, Umzug, Klimakterium, Großvater/-mutter werden, Pensionierung und Altern. Die einzelnen Lebensphasen werden durch die kulturellen, sozialen und ökonomischen Veränderungen neu strukturiert.

Historisch alte und neue Lebensphasen

Im Zuge der Industrialisierung und durch die Entwicklung der Dienstleistungsgesellschaft nach Ende des Zweiten Weltkrieges lockerten sich traditionelle soziale Regeln und Umgangsformen. In den wohlhabenden Gesellschaften kam es zur Ent-Traditionalisierung sozialer Umgangsformen und Normen, ebenso zu Pluralisierung und Individualisierung der Lebensgestaltung (Hurrelmann & Quenzel, 2016, S. 17). Hurrelmann, ein deutscher Sozial-, Bildungs- und Gesundheitswissenschaftler, und Quenzel, Leiterin des Instituts für Bildungssoziologie an der Pädagogischen Hochschule Vorarlberg, befassten sich mit der jeweils charakteristischen Strukturierung des Lebenslaufs zu den vier historischen Zeitpunkten um 1900, 1950, 2000 und vorausblickend das Jahr 2050. Um 1900 war die Lebensphase Jugend nur für wenige Bevölkerungsschichten existent. Ein Leben bestand aus zwei Phasen: Kindheit und Erwachsenenalter. Um 1950 begann die Ausdifferenzierung der historisch neuen Lebensphasen, jene der Jugend und des Seniorenalters. Um 2000 dehnte sich die Jugend auf Kosten des Kindheits-

und des Erwachsenenalters aus. Aufgrund der steigenden Lebenserwartung weitete sich auch die Phase des Seniorenalters. Das Erwachsenenalter war somit nicht mehr wie noch um 1950 das le-
bensperspektivische Zentrum, sondern nur eine von mehreren Lebensphasen. Bis 2050 wird es noch flexiblere Übergänge zwischen
den Lebensphasen geben. Prognostiziert wird eine noch längere
Phase der Jugend und eine Verlängerung der Phase Senior*in. Um
2050 wird es wahrscheinlich eine neue Lebensphase geben, jene
des „Hohen Alters" (Hurrelmann & Quenzel, 2016, S. 16).

Besteht der Lebenslauf aus einer Vielzahl an Übergängen zwischen
den Lebensphasen, verlieren die einzelnen Phasen im Hinblick auf
die Persönlichkeitsentwicklung ihr prägendes Gewicht, was
Neudefinitionen von Lebensentwürfen notwendig macht.
Allenfalls werden die Spielräume für die individuelle Gestaltung
des Lebenslaufes größer und in einer jeden Phase können bisherige
Entwicklungen korrigiert werden (ebd., S. 18). Krisen entstehen,
wenn alterstypische Entwicklungsaufgaben nicht adäquat bewältigt
werden können. Adoleszente sind besonders vielen Entwicklungsaufgaben ausgesetzt, die im Falle einer Adoleszenzkrise zu einer
besonderen Symptomintensität und -dauer führen und folgend
Reifungs-, Entwicklungs- und/oder Identitätskrisen auslösen können.

Entwicklungsstufen des Menschen

Der US-amerikanische Psychologe und Pionier der Jugendforschung Granville Stanley Hall, 1846–1924, unterschied vier Ent-
wicklungsstufen des Menschen: die Stufe der frühen Kindheit, jene
der Kindheit, der Jugend und der Adoleszenz, in denen reifungs-
abhängige psychische Krisen auftreten können (Oerter & Dreher,
2008, S. 217). Die Jugend unterteilen Hurrelmann und Quenzel
(2016, S. 45) in drei Phasen:

◊   die frühe Jugendphase, *„pubertäre Phase"*, zwischen dem 12. und
    17. Lebensjahr,

◊ die mittlere Jugendphase, *„nachpubertäre Phase"*, zwischen dem 18. und 21. Lebensjahr,

◊ die späte Jugendphase, *„Übergangszeit zur Erwachsenenrolle"*, zwischen dem 22. und 27. Lebensjahr.

Jugendliche sind in einer Leistungsgesellschaft einem extrem starken Druck ausgesetzt. Sie sind frühzeitig vom Zeit- und Effizienzdruck betroffen, wonach sie beste Leistungen erbringen, ein erreichtes Leistungsniveau möglichst dauerhaft halten und darüber hinaus auch noch steigern sollen. Unter dieser hohen Erwartungshaltung ist es für die Heranwachsenden schwierig, eine tragfähige Balance zwischen An- und Entspannung zu finden. Zudem wird das Freizeitangebot stark von kommerziellen Interessen diktiert.

Phasenmodell der Lebensveränderungskrise nach Caplan

Das Phasenmodell der Lebensveränderungskrise nach Caplan (1964) veranschaulicht verschiedene Entwicklungsmöglichkeiten. Zum einen die Mobilisierung zusätzlicher Ressourcen und die heilsame Bewältigung der Krise. Zum anderen kann es jedoch auch zur psychischen Labilisierung und zur Tendenz zum übermäßigen Genuss von Substanzmitteln bis hin zur Suizidalität und somit zum Vollbild einer Krise kommen.

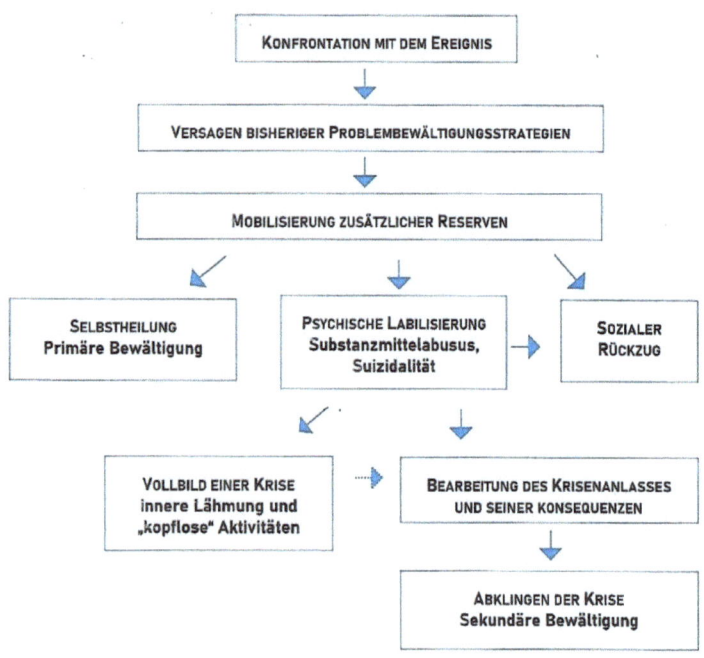

Abbildung 8: Phasenmodell der Lebensveränderungskrise (in Anlehnung an Caplan, 1964)

Bei traumatischen Krisen werden die fundamentalen Säulen des Lebens durch ein plötzlich eintretendes Erlebnis massiv erschüttert, etwa die vertrauensvolle und zuversichtliche Haltung gegenüber dem Leben, das Welt- und/oder Menschenbild, die soziale Sicherheit, die psychische Identität, die Bindung zu nahestehenden Personen oder die körperliche Unversehrtheit. Die Betroffenen befinden sich in einem Ausnahmezustand. Beispiele hierfür sind nicht vorhersehbare Trennungen durch Beziehungsabbrüche oder Tod, das Erleben oder Miterleben von Gewalthandlungen oder Unfällen, maligne Diagnosen mit infauster Prognose, der Verlust des Arbeitsplatzes, kollektive Umwelt- und Gesundheitskatastrophen.

Traumatische Krisen entwickeln sich plötzlich und unerwartet. Die Konfrontation mit einem überwältigenden Erlebnis löst zunächst eine Schockreaktion aus, die oftmals mit dem unbewussten Wunsch, eine Realität zu verleugnen, einhergeht und durch ein Gefühlschaos charakterisiert ist. Im weiteren Verlauf erfahren sich die Betroffenen als Versagende, wodurch Stress und Spannung zunehmen. Das Vollbild der Krise lässt sich durch das Mobilisieren von Bewältigungsmechanismen vermeiden, etwa durch die Einbindung von sozialen Ressourcen. Ist dies nicht möglich, steigt das Risiko einer Selbst- und/oder Fremdgefährdung, die Abhängigkeit von Suchtmitteln und das der Chronifizierung. Eine Krisenintervention intendiert die Unterstützung bei der Bearbeitung des Krisenanlasses und bei der Neuorientierung in der veränderten Lebenssituation (Berger & Riecher-Rössler, 2004, S. 22). Im Hinblick auf Suizidalität sind substanzmittel- und drogenabhängige Menschen besonders gefährdet; ebenso depressive, ängstliche, schizophrene Patient*innen und vereinsamte.

Gemäß ICD-10 sind die „Akute Belastungsreaktion" (F43.0), die „Anpassungsstörung" (F 43.2), „Sonstige Reaktionen auf schwere Belastung" (F43.8), die „Posttraumatische Belastungsstörung"

(F43.1) und die „Andauernde Persönlichkeitsveränderung durch Extrembelastung" (F62.0) von Relevanz (DIMDI, 2019a).

Traumatische Krise nach Cullberg

Cullberg (1978) definierte diesen Typus der Krise als *„eine durch einen Krisenanlass mit subjektiver Wertigkeit plötzlich aufkommende Situation von allgemein schmerzlicher Natur, die auf einmal die psychische Existenz, die soziale Identität und Sicherheit bedroht."* Akute Krisenanlässe, beispielsweise Krankheit, Tod oder Arbeitsplatzverlust, lösen eine Schockreaktion aus, die Minuten bis Tage andauern kann und in der spannungsreduzierende Abwehrmechanismen, etwa Verleugnung oder Verdrängung, überwiegen. Das primäre Ziel traumatischer Krisen liegt zunächst in der Senkung der psychophysiologischen Anspannung.

Das innere Chaos drückt sich entweder durch Apathie oder durch heftige dysphorische Gefühlsäußerungen aus. Die darauffolgende Reaktionsphase kann Tage bis Monate dauern und von affektiven Turbulenzen, ebenso von körperlichen Symptomen begleitet sein. Das Risiko einer Fehladaptierung ist in dieser Phase besonders hoch, etwa durch den übermäßigen Konsum von Rauschmitteln oder Medikamentenmissbrauch. Neben der Gefahr einer Chronifizierung der Symptomatik steigt ebenso das Suizidrisiko. Um Letzterem entgegenzuwirken erweist sich die unmittelbare Bearbeitung des Krisenanlasses und das Aufzeigen von rasch umsetzbaren Bewältigungsstrategien als hilfreich. Bedeutsam ist zudem der rasche Übergang zur Phase der Neuorientierung und Reorganisation.

Die „noogene Neurose" ist ein von Frankl geprägter Begriff, der in der aktuellen klassisch-psychiatrischen Nomenklatur nicht mehr üblich ist. Logotherapeut*innen sprechen eher von *„noogenen Depressionen"* (Kurz, 1999, S. 7). Bei noogenen Neurosen steht die *„geistige Not"* (Frankl, 2005, S. 13) im Vordergrund. Im Zusammenhang mit der Unerfülltheit des dem Menschen zutiefst innewohnenden Willens zum Sinn kommt es zur *„Sonntagsneurose"*, wie Frankl die Inhaltsleere und Sinnlosigkeit des Daseins bezeichnete (2008, S. 124). Kurz erachtet die existenzielle Frustration als ein *„gesundes Zeichen"* bzw. als einen *„gesunden Schmerz"* mit Verweischarakter, etwa auf einen Sinnmangel (1999, S. 7).

Neurotische Krise

Bei der neurotischen Krise handelt es sich um eine krisenhafte Zuspitzung einer bestehenden neurotischen Erkrankung. Klassische Auslöser einer neurotischen Krise sind vornehmlich bestimmte zwischenmenschliche Erfahrungen, vor allem Enttäuschungen und Kränkungen, welche die Betreffenden situativ nicht verarbeiten können. Typische Krisensymptome sind beispielhaft Schlafstörungen, Gereiztheit, depressive Verstimmungen oder Ängste.

„Dem Unausweichlichen auszuweichen, das Unabwendbare abzuwenden, hieße, das abgefallene Blatt wieder an den Baum zu heften" (Sabine Wöger).

Trauer ist keine Krankheit, sondern eine natürliche Reaktion auf den Tod einer geliebten Person, was eine hohe Anpassungsleistung für die Hinterbliebenen erfordert. Übersteigt die Intensität der Trauer die natürlichen Regulationskräfte und kann die/der Trauernde sich den Mitmenschen mit ihrem/seinem Empfinden nicht anvertrauen, kann

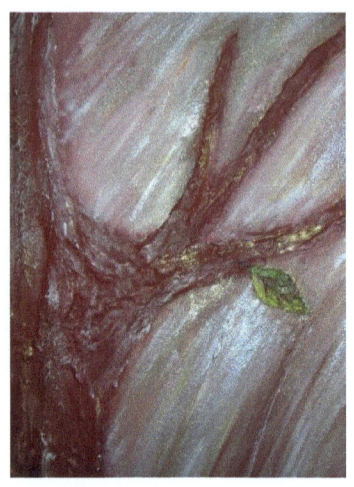

Abbildung 9: Das letzte Blatt – Werden im Vergehen (Wöger, 2015)

sich ein krankhaftes Geschehen entwickeln. Doch nur bei einem geringen Teil der Trauernden entwickelt sich eine krankhafte Symptomatik.

Die deutsche Lyrikerin mit jüdischen Wurzeln Mascha Kaléko, 1907–1975, ahnte, welchen zerberstenden Schmerz die Trauer um einen geliebten Menschen mit sich bringen würde und dass ein Weiterleben ohne den geliebten Menschen eine enorme und zentrale Lebensherausforderung bedeutete. Nachdem ihr Ehemann Vinaver herzkrank wurde, verfasste Kaléko 1945 das Gedicht „Memento". Darin lautet eine Passage: *„Vor meinem eigenen Tod ist mir nicht bang. Nur vor dem Tode derer, die mir nah sind. Wie soll ich leben, wenn sie nicht mehr da sind? […] Bedenkt: Den eignen Tod, den stirbt man nur; doch mit dem Tod der andern muss man leben"* (Kaléko, 2017, S. 9). Auch durch den Tod ihres musikalisch hoch talentierten Sohnes Steven, er war ebenfalls schwer krank, durchlitt sie einen tiefen Abschiedsschmerz.

Trauer dauert

Anne Philipe beschrieb in dem Buch mit dem Titel „Nur einen Seufzer lang", welch tiefe Gräben der Tod in die Seelen der Hinterbliebenen reißt und dass Jahre vergehen können, ehe sich der Tag wieder erhellt: *„Ich weiß nicht, an welchem Tag ich zum ersten Mal spürte, dass nicht alles unwiederbringlich verloren sei"* (Philipe, 1964, S. 81). Jede Person weist als Individuum eine eigene emotionale Prägungsgeschichte auf. Die Weise, in der man trauert, ist demnach mit der einer anderen Person nicht zu vergleichen. Menschen erfahren sich und das Leben erheblich unterschiedlich. Was für den einen überhaupt keinen Traueranlass darstellt, kann bei einem anderen bereits tief greifende Trauerreaktionen auslösen. Die Heimsuchung der Trauer kann Tage, aber auch Monate, Jahre und Jahrzehnte dauern, je nach Intensität der zuvor gelebten Beziehung zu den Menschen oder Tieren. Nach dem Tod eines Kindes ist es durchaus „normal", dass eine Mutter oder ein Vater ein Leben lang um das Kind trauert, wenn auch in unterschiedlicher Intensität und Qualität.

Phasenmodell von Bowlby

John Bowlby, 1907–1990, beschrieb in seinem Werk *„Verlust, Trauer und Depression"* vier Trauerphasen: die Phase der Betäubung, die Phase der Sehnsucht und Suche nach der verlorenen Bindungsfigur, die Phase der Desorganisation und Verzweiflung und die Phase der mehr oder weniger erfolgreichen Reorganisation (1982, S. 113–114). Trauernde können zwischen zwei Phasen hin- und herpendeln. Eine Gesamtabfolge der Phasen ist erkennbar (ebd., 1983, S. 14).

Das Aufgabenmodell von William Worden

Stärker soziologisch ausgerichtete Ansätze finden sich bei William Worden (1991), der „Vier Aufgaben der Trauer" formulierte: Die Wirklichkeit des Verlustes zu akzeptieren, den Trauerschmerz und die Vielfalt der Gefühle zu durchleben, die Energie aus der verlorenen Beziehung abzuziehen und sich an eine veränderte Umwelt

anzupassen sowie der verstorbenen Person einen neuen Platz zu-
zuweisen.

Leider wurde die entscheidende Ergänzung von Worden (1991) zu
den Zielen des Trauerprozesses in der deutschen Übersetzung
nicht vollzogen. Hierin berücksichtigte er insbesondere die Erfahrungen von trauernden Eltern und nahm den Aspekt des „Erin-
nerns und Bewahrens" in das Trauermodell auf, wodurch die
frühere Formulierung „Energie aus der verlorenen Beziehung ab-
ziehen" (Worden, 1986) abgelöst wurde. Das „Erinnern und Bewahren" setzt einen wohltuenden Kontrapunkt zum (immer noch)
allgegenwärtigen Diktat des Loslassens angesichts des Ablebens
nahestehender Menschen.

*Ein dynamisches duales Prozessmodell zur Verlustbewälti-
gung*

Eine Ergänzung erfuhren bisherige Phasen- und Aufgabenmodelle
der Trauer durch den modernen Theorieansatz des „Dualen Pro-
zessmodells der Bewältigung von Verlusterfahrungen". Dieser Ansatz wurde von Margaret Stroebe und Henk Schut entwickelt und
1999 publiziert. Die Forschenden wollten die Trauerreaktionen
nach einem Verlust besser verstehen, die einmal mehr konstruktiv,
andernfalls jedoch einen krankhaften Verlauf nahmen.

Die Trauerarbeit erfolgt gemäß diesem Ansatz dynamisch und
zeichnet sich durch zwei sich voneinander unterscheidenden Orientierungen im Prozess der Verlustbewältigung aus. Die Lebensenergie wird einmal für das verlustorientierte Verarbeiten verwendet, dann wieder für das Entwickeln von wiederherstellungsbezo-
genen Bewältigungsweisen, um das Leben mit seinen alltäglichen
Aufgaben dennoch weiterführen zu können (ebd.).

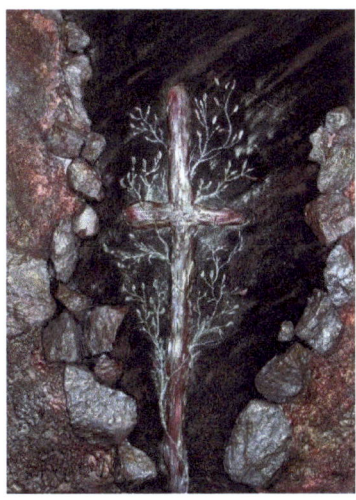

Abbildung 10: Bildnis „Ringen um Über-Sinn" (Wöger, 2012)

Der Begriff Spiritualität leitet sich vom lateinischen Wort „spiritus" ab und bedeutet „Geist", „Hauch".

Spiritualität ist eine dem Menschen innewohnende geistige Kraft, die insbesondere in sensiblen Lebensübergängen und -phasen bedeutsam wird. Menschen fühlen sich in ihrem persönlichen Erleben dann spirituell bereichert, wenn sie sich im Kern ihres Menschseins zutiefst verstanden und behütet fühlen, im Sinne eines *„Ich bin beseelt"* und *„So wie es kommt, wird es gut sein."* Im Lebensvollzug wird die Bedeutung dieser menschlichen Dimension oftmals unterschätzt. Erst wenn Verzweiflung, Trauer und Ungewissheit spürbar sind und das menschlich Mach- und Verstehbare ausgeschöpft ist, beginnt das persönliche Ringen um Sinngebung. Der Mensch wird dabei bis an die Grenzen gedehnt, was mitunter eine spirituelle Krise auslösen kann, einhergehend mit der vergeblichen Anbindung an die Kraft der Transzendenz.

Ursachen – Symptome – Diagnostik

Die Ursachen von Burn-out liegen hauptsächlich in einem über-
hitzten Lebenstempo. Innere verborgene Antreiber, stressver-
schärfende Gedanken, die Über-
betonung kognitiven Denkens
und wenige Momente der Ruhe
und Entspannung tragen das ih-
rige zur Erschöpfung bei. Burn-
out resultiert aus dem Spannungsfeld zwischen Wunsch und Wirklichkeit. Das Syndrom tritt meistens infolge von chronischer Belastung auf. Die Balance bzw. der
Abstimmungsprozess zwischen
subjektiver Belastung und den aktuell zur Verfügung stehenden
Ressourcen gerät aus dem Gleichgewicht.

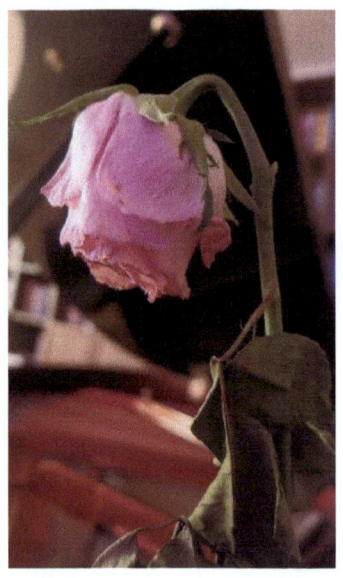

**Abbildung 11: Erschöpfung auf
allen Ebenen**

Diese Krise geht mit einem massiven Gefühl der Überforderung
und emotionalen Erschöpfung einher. Betroffene berichten von
einer reduzierten Arbeitsmotivation und Leistungszufriedenheit.
Bei der ausgeprägten Form bildet sich zudem eine enorme körperliche Schwäche aus. Einer meiner Klientinnen war selbst der Gang
zur Toilette ohne Begleitung nicht mehr möglich. Die Vielfalt des
Spektrums an Symptomen überlappt sich mit anderen Störungsbil-
dern, etwa jenem einer Depression. Die Symptome entwickeln sich
nach und nach, bleiben oftmals lange unbemerkt. Im Zuge meiner
psychotherapeutischen Tätigkeit konnte ich beobachten, dass
Burn-out häufig dann erst auftritt, wenn die chronischen Belastungen (längst) ein Ende gefunden haben.

Gemäß ICD-10, Code Z73, gilt Burn-out nicht als Krankheit, sondern als Zusammenschluss verschiedener Probleme bei der Lebensbewältigung (DIMDI, 2019b). Aus existenzanalytischer Sicht resultiert der Burn-out aus einem Defizit an existenziellem Sinnerleben.

Das Zwölf-Phasen-Modell nach Freudenberger und North

Das Zwölf-Phasen-Modell wurde von dem Psychoanalytiker Herbert Freudenberger und seiner Kollegin Gail North entwickelt. Es beschreibt zwölf idealtypische Phasen, die Betroffene mit chronischem Stress auf dem Weg zum Burn-out durchlaufen (Freudenberger & North, 1992):

Stufe 1: Der Zwang, sich zu beweisen

Stufe 2: Vermehrte Aktivität, verstärkter Arbeitseinsatz

Stufe 3: Vernachlässigung eigener Bedürfnisse

Stufe 4: Verdrängung von Konflikten und Bedürfnissen

Stufe 5: Umdeutung von Werten, Phase des „Sich-selbst-Belügens"

Stufe 6: Verstärkte Verleugnung aufgetretener Probleme

Stufe 7: Sozialer Rückzug und Rückgang des Engagements

Stufe 8: Deutliche Verhaltensänderung

Stufe 9: Verlust des Gefühls für die eigene Persönlichkeit

Stufe 10: Innere Leere

Stufe 11: Depression, Verzweiflung, Phase der „Losigkeit": Hoffnungs-, Sinn-, Antriebslosigkeit

Stufe 12: Existenzielle Verzweiflung, völlige Burn-out-Erschöpfung

Personen mit narzisstischer Persönlichkeitsstruktur brauchen Mechanismen, um sich vor Niederlagen, Ablehnung, Misserfolg, Verachtung, Unmut, Beklemmung, Lustlosigkeit, Bitterkeit, Ernüchterung, Kränkung, vor einem Affront, vor Stress, gescheiterten Hoffnungen, Enttäuschungen und Wut zu schützen bzw. diese abzuwehren. Je unrealistischer das Selbstbild ist, das eine Person von sich hat, desto stärker wird sie erschüttert, wenn sie mit der Wirklichkeit konfrontiert wird und alle bisher angewendeten Verdrängungsmechanismen und Bewältigungsstrategien nicht mehr greifen. Wenn das eigene Selbstbild nicht mehr aufrechterhalten werden kann und auseinanderzubrechen droht, kann es zur narzisstischen Krise kommen.

Es liegt in der Natur der Störung, dass sich diese Menschen nur selten Hilfe holen. Viele verschließen sich vehement vor einer Auseinandersetzung mit ihren Persönlichkeitszügen. Suchen sie Hilfe auf, geschieht dies oft vor dem Hintergrund, dass andere mit ihnen nicht zurechtkommen. Selten können sie sich eingestehen, dass sie selbst es sind, die Hilfe benötigen. Menschen mit Narzissmus wollen gewürdigt, geschätzt, glorifiziert werden und schätzen weder Missgunst noch Kritik an ihrer Person, wenngleich sie selbst mit harscher Kritik und zynischen Kommentaren nicht sparen. Stabile Freundschaften und partnerschaftliche Beziehungen fallen diesen Menschen schwer. Eine narzisstische Persönlichkeitsstörung bildet sich in der Klassifikation psychischer Diagnosen unter dem Code F60.8 (DIMDI, 2019b), „Narzisstische Persönlichkeitsstörung", ab.

Dennoch kann ich aus Erfahrung berichten, dass Menschen mit Narzissmus sehr unter dieser Störung leiden, dass sie sich zutiefst einsam fühlen und dass sie keinesfalls veränderungsresistent sind, wie dies oftmals behauptet wird!

Achtung Mythos!

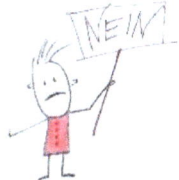 Ein Mythos lautet, dass Menschen, die über den Suizid sprechen, nicht beabsichtigen, ihn auch zu begehen. Vorsicht! Menschen, die über den Suizid sprechen, suchen möglicherweise und dringend Hilfe!

Kriterien für das Vorliegen akuter Suizidalität

Menschen, in deren Familienanamnese bereits ein Suizid zu verzeichnen ist, oder jene, die bereits einen oder mehrere Suizidversuche unternommen haben, weisen ein höheres Suizidrisiko auf. Ebenso jene, die an einer manifesten psychiatrischen Erkrankung leiden. Jene, die vom Beginn oder vom Abklingen einer depressiven Phase berichten bzw. die Personen, die zuvor ängstlich, depressiv oder verzweifelt waren und plötzlich unerklärlich gelassen oder heiter wirken, unterliegen ebenfalls einem Selbsttötungsrisiko.

Suizidgefährdete Personen berichten von länger andauernden, häufig oder zwanghaft auftretenden Suizidgedanken. Sie nennen mehr Gründe für das Sterben als für das Leben und haben klare Vorstellungen davon, wie der Suizid erfolgen könnte. Es gibt für sie keinerlei Gründe mehr, um vom Suizid Abstand zu nehmen, weil beispielhaft religiöse Überzeugungen fehlen und/oder kein Verantwortungsgefühl gegenüber ihren Mitmenschen (mehr) besteht. Hingegen erscheint ihnen „*alles egal.*" Suizidwillige schildern ihre Überlegungen hinsichtlich einer aktiven Beendigung des eigenen Lebens gelassen und die Argumentation lässt einen (pseudo)rationalen Entscheidungsprozess vermuten.

Aufmerksamkeit ist bei gewissen Aktivitäten wie dem Sammeln von Medikamenten oder dem Verfassen eines Testaments geboten, weil es sich dabei um die Vorbereitungen für einen Suizid handeln könnte (Amelio et al., 2006, S. 199).

Klärungshilfe in suizidalen Krisen

Die nachstehend angeführten Punkte bieten eine erste Orientierungs- und Klärungshilfe bei einer suizidalen Krise:

Suizidhinweise differenziert wahrnehmen und achtsam thematisieren, ebenso die Häufigkeit und den Zeitpunkt des Auftretens:

„Sie deuteten nun ein zweites Mal an, wie sehr Sie Ihren Tod ersehnen. Denken Sie auch daran, aktiv Ihr Leben zu beenden?"

„Auf einer Skala von 0 bis 10, wie stark drängen sich Ihnen die Gedanken an einen Suizid auf? 0 bedeutet „überhaupt nicht", 10 bedeutet „ständig"."

„Welche Gedanken im Hinblick auf einen Suizid haben Sie? Würden Sie diese bitte mit mir teilen?"

„Wie oft denken Sie an die Möglichkeit, sich selbst das Leben zu nehmen?"

„Gibt es Zeiten, in denen Sie intensiv an einen Suizid als Ausweg aus der Krise denken?"

Erheben von früheren Suizidversuchen und Auslösern, ebenso, ob es Ähnlichkeiten zur aktuellen Situation gibt:

„Gibt es zur aktuellen Situation eventuell ähnliche Vorerfahrungen?"

„Sind Ihnen die jetzigen Empfindungen bereits von früher bekannt?"

Die Inhalte von Suizidgedanken erfragen:

„Woran genau denken Sie, wenn Sie Suizidgedanken haben?"

„Worum kreisen Ihre Gedanken?"

Die Fähigkeit erfragen, ob und wie sich die Betroffenen von den Gedanken und Impulsen distanzieren können:

„Ist es Ihnen möglich, sich von den Gedanken an einen Suizid zu distanzieren? Wenn ja, wie gelingt Ihnen das?"

Situationen, die den Suizidgedanken vorausgegangen sind, erfragen: Ängste, Enttäuschungen, Kränkungen, (lebensbegleitendes) Gefühl der Minderwertigkeit oder Versagen usw.

„Bitte erinnern Sie die Tage und Wochen vor dem Auftreten der suizidalen Gedanken. Hatten Sie Angst? Fühlten Sie vielleicht eine Enttäuschung oder wurden Sie gekränkt?"

Einschätzen der physischen und psychischen Befindlichkeit und anderer Lebensumstände wie Berufszufriedenheit, soziale Beziehungen, Finanzen usw.

„Wie geht es Ihnen sonst in Ihrem Leben?"

„Was erleben Sie aktuell noch als belastend? Wie geht es Ihnen bei der Arbeit?"

Wissenswerte Zahlen und Fakten rund um das Thema „Suizid"

◊ Gruppen mit erhöhtem Risiko für suizidales Verhalten sind: (Schulte-Wefers & Wolfersdorf, 2006, S. 11)
Jugendliche und junge Erwachsene: Jene, die Entwicklungs-, Identitäts- bzw. Beziehungskrisen erfahren, Drogen konsumieren, Probleme im Zusammenhang mit Familie, Ausbildung, Partnerschaft und/oder Arbeit haben, einen Verlust des sozialen, kulturellen, politischen Lebensraumes erfahren, Kriminelle;
Menschen mit psychischen Erkrankungen: Depressive, Suchtkranke, an Schizophrenie Erkrankte, Menschen mit Angststörungen und anderen Persönlichkeitsstörungen;
Menschen mit bereits vorliegender Suizidalität: Personen, die Suizidankündigungen machen, Menschen nach einem Suizidversuch;
Alte Menschen: Jene Personen, die einsam sind oder an chronischen schmerzvollen Krankheiten leiden, ebenso Verwitwete mit Komorbidität;
Terminal Erkrankte: Terminal Erkrankte mit leidvollem Siechtum und hoher Pflegebedürftigkeit.

◊ Ein Suizidversuch ist der wichtigste Risikofaktor für den Suizid in der Allgemeinbevölkerung.

◊ Die jährliche Zahl der Suizidversuche liegt um ein Vielfaches höher als die vollendeten Suizide.

◊ 2012 gab es weltweit etwa 804.000 Todesfälle durch Suizid; das entspricht einer jährlich globalen altersstandardisierten Suizidrate von 11,4 Personen pro 100.000 Einwohner*innen.

◊ Weltweit gehen bei Männern 50 % aller gewaltsamen Todesfälle auf Suizide zurück, in 71 % bei den Frauen.

◊ Weltweit ist Suizid die zweithäufigste Todesursache unter den 15- bis 29-Jährigen.

◊ In Ländern mit höherem Einkommen versterben dreimal so viele Männer an Suizid als Frauen. In Ländern mit niedrigem und mittlerem Einkommen ist das Mann-zu-Frau-Verhältnis mit 1,5-mal so vielen Männern wie Frauen, die durch Suizid versterben, viel niedriger.

◊ In Bezug auf das Alter sind die Suizidraten bei Männern und Frauen im Alter von 70 Jahren oder mehr in fast allen Regionen der Welt am höchsten.

◊ Die Einnahme von Pestiziden, das Erhängen und der Schusswaffengebrauch gehören zu den häufigsten Suizidmethoden weltweit; die Wahl der Methode variiert mit der Bevölkerungsgruppe.

◊ Aktuell praktizieren 28 Länder aktiv eine nationale Suizidpräventionsstrategie. Der Welt-Suizid-Präventionstag wird von der Internationalen Gesellschaft für Suizidprävention organisiert und findet jährlich am 10. September statt. Es gibt drei Präventionsstrategien:

„Universelle Präventionsstrategien" – sie richten sich an die Gesamtbevölkerung,

„Selektive Präventionsstrategien" – sie zielen auf bestimmte Risikogruppen ab, etwa auf traumatisierte oder missbrauchte Personen, Flüchtlinge, Migrant*innen und Angehörige von Suizidopfern,

„Indizierte Strategien" – sie sprechen gezielt gefährdete Individuen an, etwa Suchterkrankte.

Länder, die dem Aktionsplan der WHO für psychische Gesundheit 2013–2020 (WHO 2013) folgen, können eine 10%ige Reduktion der Suizidraten erwarten. Suizidprävention sollte demnach als Kernkomponente in das nationale Gesundheitssystem integriert werden (Stiftung Deutsche Depressionshilfe, 2016).

Sechs-Phasen-Ablaufmodell des Suizids nach Reisch

> *„Suizid ist keine Krankheit, sondern in allererster Linie eine Handlung"* (Reisch, 2012, S. 257).

Mehrere Autor*innen haben Modelle zur Ursachenerklärung eines Suizids vorgelegt. Reisch (2012, S. 257), Psychiater an der Poliklinik für Psychiatrie in Bern, entwickelte ein verhaltens- und ablauforientiertes Sechs-Phasen-Modell des Suizids. Die Kenntnis der Phasen ist für Lebens- und Sozialberatende wichtig, um rechtzeitig medizinische und psychotherapeutische Behandlungswege einzuleiten.

Phase 1 – Präsuizidale Phase

Die meisten Menschen haben wegen einer (sub)klinischen Störung, am häufigsten liegt eine depressive Symptomatik vor, eine zwischenzeitlich erhöhte Vulnerabilität. Suizidprävention in dieser Phase liegt in einer psychiatrisch-psychotherapeutischen Behandlung (Reisch, 2012, S. 257).

Phase 2 – Mental-Pain-Phase

Prototypisch kommt es durch Stressoren zu einer subjektiv unerträglichen Situation mit zumeist externem und internem Stimulus, z. B. eine Trennung und der Gedanke, dass die dadurch ausgelöste emotionale Krise unerträglich ist. Die Außenwelt nimmt die Betroffenen zwar nicht als suizidal wahr, jedoch als leidend. In dieser Notlage ist der Zugriff auf vergangene positive Erlebnisse nicht möglich. Ebenso wenig wird die Verantwortung für das direkte soziale Umfeld nicht wahrgenommen. Der alleinige Fokus liegt darauf, wie das Leiden ein Ende finden kann. Das rationale Denkvermögen ist bei geänderter Hirnaktivität erschwert (Reisch, 2012, S. 257). Die Betroffenen greifen auf bewährte oder subjektiv naheliegende Lösungen zurück, etwa auf den „Werther-Effekt"[2] oder auf Suizide von Nahestehenden.

Phase 3 – Suizidhandlungsphase

Nachdem die erste vermeintliche Lösungsmöglichkeit zur Aufhebung des mentalen Schmerzes gefunden wurde, setzt die erste Suizidhandlungsphase ein. Weil das Problem subjektiv gelöst wurde, ist der Schmerz nicht mehr vordergründig, weswegen die suizidale Person entspannt wahrgenommen und die Gefahr des Suizids verkannt wird. Klinisch zeigen die Patient*innen dissoziationsähnliche Zustandsbilder: sie führen in einer Art „Autopilot" Vorbereitungshandlungen durch. Insbesondere der schnelle Wechsel zwischen An- und Entspannung bedeutet ein Alarmsignal für das Umfeld (Reisch, 2012, S. 258).

Phase 4 – Finale Ambivalenzphase

Von Videoaufzeichnungen auf Bahnhöfen und Brücken ist bekannt, dass Suizidant*innen vor der letzten Handlung nochmals innehalten und die begonnene Handlung unterbrechen, indem sie z. B. Züge vorbeifahren lassen oder lange am Brückengeländer stehen, bevor sie springen. Die Aufnahmen zeigen nahezu uniforme Bilder von vornübergebeugten Personen mit verschränkten Armen, angespanntem Gesamtausdruck und mit einem Blick zum

---

[2] Als Werther-Effekt wird die Annahme bezeichnet, dass ein kausaler Zusammenhang zwischen Suiziden, über die in den Medien ausführlich berichtet wurde, und einer Erhöhung der Suizidrate in der Bevölkerung besteht.

Boden. Genau in diesem Moment kann eine höchst effektive Suizidprävention erfolgen, etwa indem die Betroffenen durch Vorbeigehende angesprochen werden (Reisch, 2012, S. 258).

Phase 5 – Finale Handlungsphase

Nur selten ist es möglich, die eigentliche Suizidhandlung durch Helfende zu unterbrechen. Einige der Geretteten waren bereits jenseits des Brückengeländers und wurden aktiv vom Sprung abgehalten (Reisch, 2012, S. 258).

Phase 6 – Aufwachen

Die allermeisten Menschen, die einen Suizid überleben, bereuen ihre Handlung. Von Brückenspringenden ist bekannt, dass dieses „Aufwachen", das Ende des dissoziativen Zustands, bereits während des Falls einsetzen kann. Bei den meisten Suizidmethoden ist jedoch eine Umkehr von der Suizidhandlung nicht mehr möglich, etwa beim Erhängen oder Erschießen. Eine Suizidprävention durch Restriktion der Suizidmethoden hat daher eine hohe Priorität bei hoch letalen und nicht mehr umkehrbaren Handlungen (Reisch, 2012, S. 258).

Laut Reisch (2012, S. 257–258) sind Patient*innen direkt nach einer suizidalen Handlung nicht bereit, ihre Suizidhandlungsmuster anzusehen, um davon Bewältigungshilfen für zukünftige Krisen abzuleiten. Viele von ihnen gehen rasch zur Tagesordnung über.

Lebens- und Sozialberatende betreuen immer auch Menschen, die von kollektiven Krisen betroffen sind. Weltweit liegen kollektiven Krisen beispielhaft folgende Ursachen zugrunde:

◊ Naturkatastrophen wie Unwetter, Hochwasser, Muren, Hitze, Hangrutsche usw.

◊ Epidemien, etwa das HIV-Virus oder das neue Coronavirus „SARS-CoV-2"

◊ Krankheiten, die mit „Würdeverlust", „inhumanem Siechtum" und einem „Abschied vom Ich" assoziiert werden, beispielsweise wird von der „Demenz-Krise des 21. Jahrhunderts" gesprochen. Für eine Gesellschaft, die körperlich-geistige Unversehrtheit und die Fähigkeit zur Selbstbestimmtheit idealisiert, ist eine Demenzerkrankung besonders schwer zu verkraften.

◊ Massenarbeitslosigkeit, etwa die der 1980er-Jahre und im Zuge der angebotsorientierten Wirtschaftspolitik

◊ Verfolgung und Flucht: 2018 waren erstmals mehr als 70 Millionen Menschen auf der Flucht. Das sind 2,3 Millionen mehr als noch im Jahr zuvor und doppelt so viele wie vor 20 Jahren (UNHCR, 2019, S. 2).

◊ Kriege, etwa der seit 2001 herrschende Krieg in Kabul und in anderen Gebieten Afghanistans; die seit 2017 anhaltenden und ständig zunehmenden Spannungen zwischen den USA und dem Iran, die mit der Drohung Trumps, das internationale Atomabkommen mit dem Iran aufzukündigen, begonnen hatten; der seit 2005 herrschende Krieg im Jemen; der seit 2011 bestehende Bürgerkrieg in Libyen und in Syrien – gemäß Schätzungen sind 470.000 Tote zu beklagen; der seit 2014 andauernde bewaffnete Konflikt in der Ostukraine; der seit 2016 vorherrschende Rohingya-Konflikt; der seit 2016 wütende Drogenkrieg auf den Philippinen und viele andere Kriege weltweit.

◊ Völkermorde, auch „Genozide" genannt, etwa der Holocaust von 1941–1945, der Völkermord in Burundi von 1965–1972 oder jener 1994 in Ruanda, bei dem in annähernd 100 Tagen 800.000 Menschen der in Ruanda lebenden Tutsi-Minderheit ermordet wurden. Beabsichtigt wird die teilweise oder gänzliche Zerstörung einer ethnischen, rassischen oder religiösen Gruppe.

Abwehrmechanismen von Überforderung

Überlastung kann auf vielfältige und unbewusste Weise abgewehrt werden.

Verdrängung – ein gefährlicher Abwehrmechanismus

> *„Wenn auch Todesangst allgegenwärtig ist und verdrängt wird,*
> *so existiert sie doch in den tiefsten Ebenen des Seins"*
> (Yalom, 2005, S. 225).

Nach Anna Freud ist die Verdrängung *„nicht nur der wirksamste, sie ist auch der gefährlichste Mechanismus"* (1989, S. 40). Sie vermag zwar starke Triebregungen zu bewältigen, wogegen andere Abwehrtechniken machtlos sind, jedoch zerstört die Verdrängung zugleich die *„Intaktheit der Persönlichkeit"* (ebd., S. 40–41). Im Unbewussten besteht die verdrängte Wunschregung weiter und entsendet in das Bewusstsein unkenntlich gemachte Ersatzbildungen in Form von Leid auslösenden Symptomen. Nach und nach werden sich bald dieselben Unlustempfindungen daran knüpfen, die durch die Verdrängung vermeintlich erspart blieben (Freud, S., 1973). Im Zuge von Verdrängung kommt es zur Einschränkung der Realitätswahrnehmung und in weiterer Folge zu einer fehlgeleiteten Urteilsbildung und Erwartungshaltung (Klussmann, 2000, S. 21).

Intellektualisierung und Rationalisierung

Durch Intellektualisierung und Rationalisierung kann versucht werden, allzu Emotionales zu bewältigen. Doch ist langfristig das

Gefühl immer feinsinniger, als der Verstand scharfsinnig sein kann.

Verharmlosung und Normalisierung

Kann eine unbefriedigende Situation nicht verändert werden, wird sie im Zuge dieses Abwehrmechanismus verharmlost, normalisiert und somit verdrängt: *„Sterben gehört nun mal zum Job"*, berichteten überlastete Palliativ-Fachkräfte im Rahmen einer Supervision, und eine weitere typische Aussagen bei dieser Form der Abwehr: *„Man muss die Umstände akzeptieren, sonst geht man unter."*

Isolierung und Funktionalität

Bestimmte Gefühle, die sehr stark berühren, können isoliert werden. Die Reaktion fällt dann kühl, gefühlskalt und funktional aus. Die Kommunikation verläuft sachlich, kurz und prägnant. Es wird nur noch das Nötigste an Pflege und Beratung gewährleistet. Das Erfüllen notwendiger Pflichten steht im Vordergrund.

Projektion

Probleme die innerhalb eines Teams nicht gelöst werden können, werden auf Außensysteme projiziert. Schuld an den miserablen Arbeitsbedingungen sind die Politiker*innen oder die Träger der jeweiligen Einrichtungen; die *„schwierigen Angehörigen"* sind die Auslösenden für die berufliche Frustration. Durch Projektion wird nicht nur die Verantwortung für das Vorliegen eines Problems an eine andere Stelle projiziert, sondern auch die Möglichkeiten verringert, selbst Lösungen erwirken zu können.

Schuldgefühle und Wertekonflikte

Unbewusste Schuldgefühle lösen Wertekonflikte aus, die dauerhaft und allein nicht bewältigt werden können. Erschöpfung und Burnout sind die bekannten Folgen. Eine Pflegende litt daran, dass sie eine an Demenz erkrankte Bewohnerin mit barschem Tonfall angewiesen hatte, sie solle doch *„endlich im Zimmer bleiben und Ruhe geben."* Auch das viel zu feste Umgreifen der Arme von an Demenz Erkrankten, die die eigene Geduld überstrapazieren, führen später häufig zu Schuldgefühlen und Wertekonflikten und machen eine Gewissenserforschung notwendig.

Verbrüderung und Verschwesterung

Um Entlastung zu erfahren, neigen Betreuende dazu, Beziehungen zu Heimbewohnenden im Sinne einer Verbrüderung oder Verschwesterung einzugehen.

Unterwerfung und Regression

Lorenzer (1966, S. 487) erläutert die Mechanismen von Unterwerfung und Regression zur Abwehr von Angst anhand der Situation Gefangener in den Konzentrationslagern:

> Im KZ bestand [...] eine archaische Beziehung zwischen hilflosen Opfern und primitiv-anonymen, brutal-autoritären Instanzen. Die Gefangenen wurden nicht nur äußerlich in eine absolut hilflose Lage gebracht, sondern es wurden ihnen die beiden Pfeiler des reifen Ich, nämlich die Identität mit der eigenen Lebensgeschichte und die Kommunikation mit den anderen [...], weitgehend zerstört. [...] Die äußeren Gegebenheiten wurden dabei lückenlos so durchstrukturiert, dass die Unterwerfung als einzige Chance des Überlebens verblieb. (Lorenzer, 1966, S. 487)

Regressives Verhalten stellt den Übergang zu Ausdrucksformen und Verhaltensweisen eines vom Standpunkt der Komplexität, der Strukturierung und der Differenzierung aus niedrigeren Niveaus dar (Laplanche & Pontalis, 1994, S. 436).

Projektive Identifikation

Die projektive Identifikation meint jenen Prozess, in dem Klient*innen einen unerwünschten oder bedrohlichen Selbstanteil in einer anderen Person „deponieren", mit dem Ziel, diesen dadurch kontrollieren zu können. Hierbei werden negative Selbstanteile externalisiert, die sich dann mit den Objektanteilen identifizieren.

Ideologisierung und Spiritualisierung

Das Ideologisieren und Spiritualisieren des Erlebten, das sich durch den krampfhaften Versuch der Erfahrungseinordnung in einen übergeordneten Kontext wie auch durch das extreme Sich-Versichern der eigenen Lebendigkeit ausdrücken kann, sind weitere Reaktionsweisen zur Bewältigung belastender Gefühle.

Schwarzer Humor

Ohnmacht und Überforderung führen mitunter zu schwarzem Humor. Je schwärzer der Humor, desto größer die unbewältigte Belastung.

IV WEGE AUS DER KRISE

„Insofern gleicht die Krisenintervention einem Begleitschiff durch stürmische See, ohne genau zu wissen, ob und wann der sichere Hafen erreicht sein wird" (Filipp & Aymanns, 2010, S. 325).

Auftragsklärung

Ressourcenorientierte Auftragsklärung: „Wobei darf ich Sie unterstützen?"

In der Arbeit mit Krisenbetroffenen erachte ich den inhaltlichen Auftrag, den mir meine Klient*innen erteilen oder den ich mit ihnen gemeinsam erarbeite, für zentral. Die Auftragsklärung selbst gestaltet sich mitunter nicht einfach, da die Betroffenen in akuten Krisen oftmals nur eingeschränkt strukturiert und logisch denken können. Zudem entspricht das präsentierte Anliegen meistens nicht dem Auftrag. Hinter dem Wunsch, dem Egozentrismus der Partnerin/des Partners Einhalt zu gebieten und hinter der Klage über die machtvolle Dominanz einer/eines Vorgesetzten, steht möglicherweise der Auftrag: *„Hilf mir bei der Stärkung des Selbstwertgefühls."* Hinter dem präsentierten Thema „Schutz vor Burn-out" könnte die Bitte um Begleitung in der Auseinandersetzung mit der menschlichen Endlichkeit stehen. Mitunter forsche und ringe ich förmlich mit den Klient*innen um einen Auftrag, da dieser nicht immer sogleich und auch nicht konkret fassbar ist. Jedoch gibt es ohne klaren Auftrag kein klares Ziel und meine Bemühungen, ebenso die der Klient*innen würden ins Leere laufen. Bei länger andauernden Beratungs- und Therapieprozessen erfolgt zuweilen in einer jeden Stunde erneut eine Auftragsklärung bzw. eine Korrektur eines bereits erarbeiteten Auftrags.

Die Beratung sollte auftragsnah erfolgen

Ohne Auftrag würde ich Gefahr laufen, vorschnell einen Rat oder einen Lösungsweg anzubieten, der sich in meinem Leben vielleicht bewährt hat, jedoch dem Unterstützungsbedürfnis der Betroffenen nicht gerecht werden würde. Möglicherweise würde ich versuchen, ein Ziel zu erreichen, von dem ich glaube, dass es auch das Ziel der Klientin/des Klienten ist. Es bestünde die Gefahr, dass *ich* die Antworten auf die Lebensfragen der Klient*innen gebe. Dies würde mich unnötigerweise Kraft kosten, da es eine frustrane Erfahrung ist, wenn Klient*innen im Rahmen von Beratung oder Therapie nicht die individuellen und keine nachhaltig tragfähigen Antworten auf ihre Lebensfragen finden. Den Betroffenen würden derartige Prozesse viel Geld kosten und sie würden innerhalb kurzer Zeit erneut vor demselben Problem stehen.

Implizite Aufträge

Eventuell wohnt einer Problemschilderung implizit ein Auftrag inne, den die Betroffenen nicht erkennen können, weil beispielsweise in krisenhaften Lebensphasen die ganzheitliche Sichtweise auf das Problem eingeschränkt ist. Implizite Aufträge haben oftmals eine ethische Komponente, etwa: *„Wie kann ich die Unterlassung meiner Hilfestellung mit meinem Gewissen vereinbaren?"* oder *„Hilf mir, die relevanten Kriterien zu finden, um eine ethisch reflektierte Entscheidung zu treffen"* oder *„Worin liegt das rechte Maß zwischen Selbst- und Fremdverantwortung?"*

Fragwürdige Aufträge

Nicht jeden Auftrag bin ich bereit anzunehmen. Den Auftrag *„Hör Dir meine Klage unkommentiert an und stärke mich in meiner Opferrolle"* oder *„Gib mir darin recht, dass meine Mutter kaltherzig und berechnend ist"* nehme ich nicht an.

Fragen zur Auftragsklärung

Beispielsweise helfen folgende Fragen bei der Auftragsklärung:

„Was genau möchten Sie, dass sich in Ihrem Leben verändert?" (konkretisierend)

„Welches Thema belastet Sie aktuell am stärksten?" (priorisierend)

„Worin darf ich Sie unterstützen?" (ressourcenorientiert)

Ziele

Das Ziel einer Beratung liegt darin, die Krise einem konstruktiven Ausgang zuzuführen. Zentral ist die Weitung des Erlebens-, Wahrnehmungs-, Handlungs- und Erfahrungsspielraumes der Betroffenen (BMG, 2005, S. 20).

Ziele der Existenzanalyse

Bei der Existenzanalyse handelt sich um eine Anthropologie, die den Menschen in seiner leiblich-seelisch-geistigen Einheit und Ganzheit zu fassen sucht. Gemeint ist eine „Analyse der ganzen Existenz" und eine „Analyse auf Existenz hin", also auf das menschliche Sein hin, das Ver-*antwort*-lichsein bedeutet. Das Ziel der Existenzanalyse liegt in einem eigenverantworteten, selbstgestalteten und menschenwürdigen Lebensvollzug. Mittels Existenzanalyse wird somit die Essenz der Existenz charakterisiert. Des Menschen Eigenart besteht darin, dass es sich dabei nicht um ein faktisches, sondern um ein fakultatives Sein handelt, nicht um ein *„Nun-einmal-so-und-nicht-anders-sein-Müssen"*, vielmehr um ein *„Immer-auch-anders-werden-Können"* (Frankl, 2002, S. 60), denn *„Mensch-sein bedeutet nicht nur Anders-sein, sondern auch – Anders-können"* (ebd., 1946, S. 61).

Im Zuge von Lebens- und Sozialberatung auf Basis des logotherapeutischen Menschenbildes erfolgt die Erkundung der Auslöser für einen frustrierten Willen zum Sinn. Ebenso wird das Ausmaß der Fähigkeit der Klientin/des Klienten zur Übernahme von

Selbstverantwortung und im Hinblick auf die Gestaltung einer existenziellen Lebensherausforderung eingeschätzt.

Hilfreiche Fragen

Um einen Überblick über die Auslöser einer psychischen Krise und ihre Auswirkungen auf die Befindlichkeit von mittelbar oder unmittelbar Betroffenen zu erhalten, können die nachstehend angeführten Fragen gestellt werden.

Befindlichkeit

„Wie fühlen Sie sich körperlich?"

„Welche Gedanken gehen Ihnen durch den Sinn?"

Auslöser

„Welche Umstände, Rahmenbedingungen, Entwicklungen usw. haben zur Auslösung der Krise beigetragen?"

„Wer oder was könnte zur Ortung weiterer Krisenauslöser einen Beitrag leisten?"

Krisenfeld

„Welche Personen oder Personengruppen sind von der Krise noch betroffen?"

„Sind Sie zurzeit für jemanden verantwortlich? Falls ja, fühlen Sie sich aktuell dieser Aufgabe gewachsen?"

„Haben Sie sonstige soziale Sorgen? Gibt es vielleicht anhängige Gerichtsverfahren, Arbeitslosigkeit oder finanzielle Probleme?"

Ausprägung / Gefährlichkeit

„Können Sie sich zeitweise vom Problem distanzieren und auf etwas anderes konzentrieren?"

„Würden Sie die Krise als leicht, mittelgradig, schwer oder unüberwindbar einstufen?"

„Auf einer Skala von 0 bis 10, wie sehr fühlen Sie sich durch die Krise existenziell belastet oder bedroht? 0 bedeutet ‚es liegt keine Belastung/Bedrohung vor‘, 10 bedeutet ‚es liegt eine extreme und unüberwindbare Belastung/Bedrohung vor‘.“

„Drängen sich Ihnen Gedanken an Suizid auf? Falls ja, welche genau?“

Verstärkende Faktoren

„Wodurch bzw. durch wen verstärkt sich die Krise?“

Abschwächende Faktoren

„Welche Handlungen könnten zur Eindämmung oder Abschwächung der krisenhaften Situation beitragen?“

„Welche Einstellungen wären nun hilfreich, um zur Eindämmung, Abschwächung oder Deeskalation der krisenhaften Situation beizutragen?“

Priorisierung von Problemlagen

„Was davon belastet Sie am meisten?“

„Welcher krisenhafte Umstand bzw. welche Entwicklung weist aktuell den höchsten Grad an Dringlichkeit, Gefährlichkeit usw. auf?“

Konsequenzen

„Welche Auswirkungen hat die Krise?“

„Wer ist von den Krisenfolgen betroffen?“

„Welche Konsequenzen hat die Krise auf Menschen, Tiere, Natur, Finanzen, Handlungsabläufe usw.?“

„Welche Lebensbereiche werden von dem Problem beeinflusst?“

„Was könnte noch alles bzw. schlimmstenfalls passieren?“

Ausnahmen von der Krise

„Wann tritt das Problem abgeschwächt, weniger oft oder gar nicht auf? Gibt es Ausnahmen?“

Ressourcen und Bewältigungskompetenzen

„Wer oder was könnte Sie z. B. im Einnehmen einer zuversichtlichen Haltung oder im Aufbringen von Geduld unterstützen?"

„Welche Ressourcen haben Sie in früheren Krisenlagen genutzt und auf welche könnten Sie erneut zugreifen?"

„Was hat in ähnlichen Problemlagen dazu beigetragen, dass es Ihnen besser ging?"

„Könnten Ihnen jetzt bestimmte Personen aus dem Familien- oder Freundeskreis beistehen?"

„Angenommen, die Krise überdauert auch noch die nächsten Wochen. Wie könnten Sie dazu beitragen, dass Sie gesund bleiben?"

„Was tun Sie üblicherweise, um sich zu strukturieren, um gute Entscheidungen zu treffen?"

„Was haben Sie bereits selbst unternommen, um einen Ausweg aus der Krise zu finden?"

„Wie haben Sie es so lange geschafft, trotz des Problems sich dennoch auf die Arbeit zu konzentrieren?"

„Welche Glaubenshaltungen bzw. -überzeugungen geben Ihnen nun Kraft?"

Lösungen

„Wer oder was könnte zur Lösung, beispielhaft Entlastung, Beruhigung, Klärung, Eindämmung, Heilung usw. beitragen?"

„Welches wäre der kleinstmögliche und ehestens umsetzbare Schritt in Richtung Lösung?"

Imaginative, spirituelle Kraft

„Angenommen, Ihr verstorbener guter Vater wäre jetzt bei Ihnen, was würde er zu Ihnen sagen?"

„Welche Zusage würde Gott Ihnen in dieser Phase des Lebens geben?"

„Angenommen, das Problem wäre gelöst. Welche positiven Auswirkungen könnten Sie dann beobachten?"

„Angenommen, die Krise ist bewältigt. Worauf wären Sie rückblickend besonders stolz?"

Gesprächsführung mit Menschen in Krisen

Nachstehend sind wichtige Aspekte für das Gespräch mit Menschen in Krisen angeführt:

◊ *Wertschätzung und Empathie*
Versäumen Sie keine Gelegenheit, um gegenüber einem hilfesuchenden Menschen ihre Wertschätzung auszudrücken. Hierzu bieten sich viele Gelegenheiten an. Sie können Wertschätzung dafür ausdrücken, dass sich Ihnen eine Klientin/ein Klient im Gespräch vertrauensvoll öffnet, wahrhaftig ist, direkt kommuniziert und vieles mehr.
Die folgenden Äußerungen bringen Wertschätzung und Empathie zum Ausdruck: *„Danke, dass Sie mir die Situation so genau erzählen"*, *„Die Geduld, die Sie Ihrer an Demenz erkrankten Mutter gegenüber aufgebracht haben, ist bemerkenswert"*, *„Ich fühle mit Ihnen"*, *„Wenn ich mich in Ihre Lage einfühle, wird mir noch mehr bewusst, wie bedrohlich die Situation für Sie aktuell ist"* usw.
Auch Nonverbales, affektive Gesten, z. B. Nicken, und Äußerungen wie *„aha"*, *„ja"* oder *„ich verstehe"* transportieren diese Haltungen. Wenn für das Aufbringen von Wertschätzung und Empathie keine ehrliche Bereitschaft vorliegt oder zu wenig Zeit ist, sollte das Gespräch entweder auf einen anderen Zeitpunkt verschoben oder an eine andere Person delegiert werden.

◊ *Eine angenehme Gesprächsatmosphäre*
Gespräche mit Krisenbetroffenen weisen eine hohe emotionale Dichte auf, weshalb sie nicht „zwischen Tür und Angel" erfolgen sollen. Gerne hole ich eine Tasse warmen Tee oder Kaffee hinzu: *„Lassen Sie sich ruhig etwas Zeit, um anzukommen. Dadurch*

kommen Sie etwas zur Ruhe. Sie werden sehen, wie wohl Ihnen das in dieser aktuell schwierigen Situation tut. "

Während ich Getränke zubereite, kann sich die Klientin/der Klient gut auf das Gespräch einstellen. Wer (emotional) friert, dem wird eine warme Decke angeboten.

◊ *Erzählgenerierende Fragen stellen und aktiv zuhören*

Mit offenen Fragen kann das Erzählen darüber, was belastend oder bereichernd erfahren wird, angeregt werden: *„Bitte erzählen Sie mir, was Sie so sehr beschäftigt.* "Wenn Menschen gar nicht wissen, wo sie anfangen sollen, sage ich ganz ruhig: *„Das ist ganz normal. Fangen Sie einfach an zu erzählen, egal wo. Wir kommen gewiss dorthin, wo Sie sich eine Veränderung wünschen.* "Gerne leite ich das Gespräch auch mit diesen Worten ein: *„Ich bin jetzt mit meiner ganzen Aufmerksamkeit bei Ihnen und höre genau zu.* "

Bedeutsam ist zudem die Kompetenz, aktiv zuhören zu können. Diese Gesprächstechnik will geübt werden.

◊ *Paraphrasieren – das Gehörte in den eigenen Worten wiedergeben*

Bevor ein Ratschlag erteilt oder eine andere Information gegeben wird, sollte das Gehörte zunächst sinngemäß zusammengefasst in den eigenen Worten wiedergegeben werden. Dadurch können Sie prüfen, ob Sie alle erwähnten Aspekte ihres Gegenübers richtig verstanden haben. Darüber hinaus wird durch die Paraphrase der Gesprächsfluss entschleunigt. Achten Sie darauf, an welcher Passage im Gespräch Sie eine Paraphrase setzen.

Hierzu ein Beispiel aus meiner Praxis: Eine meiner Klientinnen erzählte mir in einer jeden Stunde dasselbe. Dies war verständlich, da der Alltag mit ihrer an Demenz erkrankten Mutter monoton und unaufgeregt verlief und sich längst niemand mehr für ihre chronischen Probleme interessierte. Doch hin und wieder berichtete sie darüber, dass ihre Mutter bei Süßspeisen mehrmals hintereinander einen Nachschlag erbat und dabei lächelte. Genau an diesen Gesprächspassagen, also bei den Ausnahmen in dieser chronischen Krise, setzte ich die Paraphrase: *„Die Mutter wollte also ein zweites Mal einen Nachschlag und lächelte, während sie die Mohnnudeln verspeiste."* Meine Klientin erwiderte: *„Ja! Und stellen Sie sich vor, sie hat sogar erzählt, wie gern sie damals für den Papa gekocht hatte. Sie begann von früheren Zeiten zu erzählen!"* Meine Klientin begann das jeweilige Thema, bei dem ich eine Paraphrase gesetzt hatte, noch ausführlicher zu schildern. Und genau das ist so wichtig, weshalb die Konzentration der Beratenden vor allem auf die Ausnahmen einer Krise gelenkt werden sollte. Krisengespräche haben die Tendenz, ausschließlich um das Problem zu kreisen. Während meine Klientin von der Innigkeit der Begegnung mit ihrer Mutter beim gemeinsamen Genießen von Süßem erzählte, kamen ihr viele erbauliche, auch humorvolle Erinnerungen in den Sinn. Es dauerte gar nicht lange, da konnte sie wieder viel positiver und dankbarer auf die Zeit mit ihrer Mutter blicken. Keinesfalls sollte, während Klient*innen etwas erzählen, ungefragt eine Beratschlagung erfolgen.

◊ *Ein Dilemma erkennen und verbalisieren!*

Der Ehemann einer schwerkranken Frau, deren Gesundheitszustand hatte sich binnen weniger Tage abrupt verschlechtert, beschwerte sich ständig über die pflegerische Betreuung. Er war ständig unzufrieden und forderte bei den Pflegenden mehr pflegerischen Einsatz ein. Seine Frau sollte mehr essen und trinken und dreimal täglich in den Lehnstuhl mobilisiert werden. Beim Gespräch erzählte er mir: *„Ich merke, dass meine Gattin mehr Schlaf braucht und ihr das Aufstehen zu anstrengend ist. Aber sie hatte doch auch immer wieder gute Tage!"* Ich benannte das Dilemma, in dem sich dieser Mann befand, und verwies dabei auf die palliative Situation: *„Einerseits",* sagte ich zu ihm *„spüren Sie, dass sich das Leben Ihrer Frau langsam dem Ende zuneigt, weil sie weniger Appetit verspürt und vermehrt ruhebedürftig ist. Andererseits beobachten Sie, dass Ihre Frau zwischenzeitlich wachere Phasen hat."* Indem wir alle Wahrnehmungen thematisiert hatten, konnten wir im weiteren Gespräch darauf eingehen, was der Mann für sich brauchen würde, sollte der Krankheitsverlauf seiner Gattin weiterhin starken Schwankungen unterliegen und sollte sich seine Frau im Sterbeprozess befinden.

◊ *Gesprächspausen aushalten*
Haben Sie den Mut, Gesprächspausen zuzulassen. Diese dienen dazu, das Gesagte zu verarbeiten, eventuelle Unklarheiten zu konkretisieren oder den Tränenfluss zuzulassen. Mehr über die Bedeutung von Gesprächspausen finden Sie in Kapitel II auf Seite 38.

◊ *Verständlichkeit*
Verzichten Sie auf Fachworte, Schachtelsätze und Ausschweifungen. Sprechen Sie Wesentliches in einfachen und kurzen Sätzen an.

◊ *Für das Gespräch danken*
Es ist ein Zeichen des gegenseitigen Respekts, sich für ein Gespräch mit sensiblem Inhalt zu bedanken: *„Ich danke Ihnen, weil Sie mir Ihr Vertrauen entgegenbringen. Ich weiß das sehr zu schätzen. "*

Konzepte der Krisenintervention

Krisenintervention ist zeitlich befristet und meint jede Form der psychosozialen Betreuung und Behandlung, die in engem Zusammenhang mit einem Krisenanlass steht. Professionelle Krisenintervention dient der Unterbindung weiterer Eskalation, der sofortigen Entlastung und Symptomreduktion, der psychophysiologischen Stabilisierung, der Rückkehr zu einer normalen Funktionsfähigkeit, der weiterführenden Unterstützung im ambulanten oder stationären Setting und der Abwehr zusätzlicher psychischer, körperlicher und sozialer Folgen bei den Betroffenen und ihrem Umfeld. Verschiede Konzepte legen einen differenzierten Ablaufplan für das Vorgehen im Rahmen einer psychologischen Krisenintervention vor.

Im „BELLA-Konzept" nach Sonneck (2000) steht jeder Buchstabe für einen spezifischen Interventionsschritt: Beziehung aufbauen (B), Erfassen der Situation (E), Linderung der Symptome (L), Leute bzw. Dinge einbeziehen, die unterstützen (L), und Abschluss (A).

Riecher-Rössler (2004, S. 13) beschrieb acht Schritte der Krisenintervention, die meistens miteinander verschmelzen: Kontakt zur/zum Betroffenen aufbauen, emotional entlasten, die Krise analysieren, den Krisenfokus definieren, die Ressourcen analysieren, die Ziele definieren, die Probleme bearbeiten und eine Nachsorge aktivieren.

Schnell und Wetzel (1999) definieren vier Phasen der Krisenintervention:

Erste Phase: Beurteilung der Situation und der Befindlichkeit der Klientin/des Klienten

Im Mittelpunkt der Beurteilung stehen die unmittelbaren internen und externen Auslöser der Krise mit Fokus auf die aktuellen Schwierigkeiten. Biografische Daten werden nur herangezogen, wenn sie direkt auf die akute Situation einwirken. Auch die bisherigen Lösungsversuche sollten eruiert werden. Wichtig ist die Einschätzung der Selbst- und Fremdgefährdung.

Zweite Phase: Planung der Krisenintervention

Die zweite Phase muss kurzfristig umsetzbar sein und zu einer unmittelbaren Stabilisierung der Klientin/des Klienten führen. Dabei gilt es, die Ressourcen der Betroffenen und des sozialen Umfeldes zu berücksichtigen.

Dritte Phase: Durchführung der Krisenintervention

Symptomlinderung und eine ausreichende Stabilisierung der betroffenen Person sind die Ziele der dritten Phase.

In dieser Phase erfolgen eine Bewertung der Situation und eine vorausgehende Planung. Nächste Schritte sind ggfs. eine Überweisung an spezialisierte Institutionen, stabilisierende Maßnahmen unter Einbezug des sozialen Kontextes der Klient*innen.

Krisenfreie Oasen

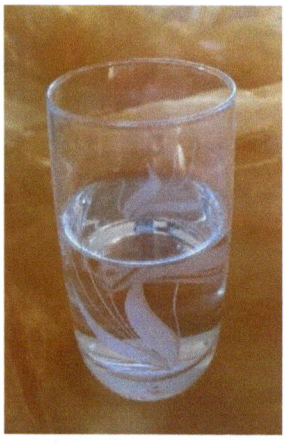

Wir können entweder auf das halb leere Glas blicken, auf das Krisenhafte, oder auf das halb volle Glas, auf die Chancen.

Doch die Befüllung des Glases soll nun nicht im Fokus stehen, vielmehr das Gewicht des Glases. Wie schwer wird es wohl sein, wenn wir es halten? Wahrscheinlich liegt das Gewicht nur zwischen 250 und 450 Gramm. Würden wir das Glas jedoch lange halten, würde das absolute Gewicht an Bedeutung verlieren. Es eine Minute zu halten, wäre kein Problem. Das Glas jedoch zwei Stunden lang zu halten, würde Muskel- und Gelenkschmerzen

Abbildung 12: Auch das halb befüllte Glas kann durch stundenlanges Halten viel zu schwer werden

auslösen. Eine noch längere Haltedauer würde wahrscheinlich zur Taubheit und Lähmung des Armes führen. Das Gewicht des Glases ändert sich nicht, doch je länger man es hält, desto schwerer fühlt es sich an.

Analog verhält es sich im Umgang mit krisenhaften Lebensphasen. Sie sind mit dem halb gefüllten Glas vergleichbar. Sind wir ständig mit den Themen rund um die Krise befasst, führt dies unweigerlich zur Paralyse. Legen wir das Problem und all die ungelösten Fragen dann und wann zur Seite, sind wir danach wieder eher dazu in der

Lage, Ressourcen zur Bewältigung der Krise aufzugreifen. Vor allem abends und zur Gewährleistung eines erholsamen Schlafs ist es wichtig, die Krise abzulegen. Dies könnte beispielsweise dadurch erfolgen, dass abends all das Belastende stichwortartig aufgeschrieben und in eine Schatulle gelegt wird. Danach wird bewusst der Deckel geschlossen, begleitet von dem Gedanken: *„Ich lege nun das Problem für eine Weile in dieser Schatulle ab, weil ich zur Regeneration den Schlaf brauche. Morgen wird das Problem noch da sein. Es wird sich nicht verändern. Doch ich habe dann wieder mehr Kraft, mich damit konstruktiv auseinanderzusetzen.“*

Fehler von Helfenden

Tunlichst zu unterlassen sind beispielsweise folgende Äußerungen:

◊ Beratschlagung ohne Auftrag hierzu seitens der Klientin/des Klienten: *„Sie sollten …“*, *„Ich rate Ihnen zur Unterlassung einer Kontaktaufnahme.“*

◊ Verharmlosung der Problemsituation bzw. des subjektiven Erlebens: *„Ach, das ist doch gar nicht so schlimm, wie Sie glauben.“*

◊ Verallgemeinerung: *„Wir alle haben unsere Sorgen.“*

◊ Belehrungen: *„In deinem Alter hat eben der Vater das Sagen.“*

◊ Appelle: *„Seien Sie doch vernünftig!“*, *„Immerhin haben Sie auch eine Vorbildfunktion!“*

◊ Vergleiche: *„Was täten denn da die Flüchtlinge!“*

◊ Gewissenslast hervorrufen: *„Was tun Sie Ihren Kindern an, wenn Sie sich jetzt aufgeben wollen?“*

◊ Dramatisieren: *„Wenn Sie diese Dynamik nicht ehestens unterbrechen, landen Sie auf der Psychiatrie.“*

◊ Vorwürfe: *„Sie hatten doch ein schönes Zuhause und einen verständnisvollen Partner. Wie können Sie all das nur aufs Spiel setzen?“*.

◊ Ermahnungen: *„Bitte beruhigen Sie sich“*, *„Sie sollten mehr für Ihre alte Mutter da sein.“*

◊ Vertröstung: *„Bis zur Heirat wird alles wieder gut.“*

Interprofessionelle Zusammenarbeit zum Wohl der Klient*innen

Gemäß den Standes- und Ausübungsregeln für das Gewerbe der Lebens- und Sozialberatung (BMI, 1998, § 1 Abs. 1) haben Lebens- und Sozialberatende *„sich in all ihren Entscheidungen und Beratungsschritten am Wohle der Klienten zu orientieren. Sie haben ihren Beruf nach bestem Wissen und Gewissen auszuüben und bei der Zusammenarbeit mit anderen Berufsgruppen die Entwicklung der Erkenntnisse der in Betracht kommenden Wissenschaften zu beachten. "*

Für die Beratung und Begleitung von Menschen in Krisen sind der Aufbau und die Pflege eines Netzwerkes bedeutsam. Dieses besteht beispielsweise aus Psychologischen Beratenden, Hausärztinnen und Hausärzte, Psychiater*innen, Neurolog*innen, Sozialarbeiter*innen, Jurist*innen, Finanzberatende, Jugend- und Familienberatungsstellen, Drogenberatungsinstituten usw.

Es ist erfahrungsgemäß davon auszugehen, dass eine psychische Krise nach einer, wenn auch hilfreichen, Intervention nicht endgültig beendet ist. Eine verantwortungsvolle Beratung und Begleitung in akuten und schweren Krisen muss den Hinweis bzw. die Vermittlung von Anlaufstellen und Adressen zur Weiterbehandlung beinhalten. Ich empfehle, eine persönliche Liste mit regionalen Ansprechpartner*innen und deren Kontaktdaten zu führen. Nachstehend folgt ein Auszug aus meiner Liste mit oberösterreich- und österreichweiten Instituten und Kontakten.

Wertvolle Kontakte in Krisensituationen

◊ *AIDS-Hilfe Linz*
  Kostenlose, anonyme Beratung und Testung
  office@aidshilfe-ooe.at

◊ *ARGE Obdachlose*
  Hilfen zum Wohnen, Delogierungsprävention
  arge-obdachlose.at

◊ *Autonomes Frauenzentrum Linz*
  Beratung, Prozessbegleitung, Prävention
  www.frauenzentrum.at

◊ *Fachärztinnen/Fachärzte für Kinder-, Jugendlichen- und Erwachsenen-Psychiatrie* 🖉 …

◊ *Telefonseelsorge*
  Notrufnummer 142 über 24 Stunden
  Sofortchat mit Beratenden, Blogbeiträge

◊ *Kinder-, Jugendlichen- und Erwachsenen-Psychotherapeut*innen*
  🖉 …

◊ *Kinder- und Jugendhilfe OÖ*
  Beratung und Hilfe in akuten Krisen für Eltern, Kinder und
  Familien; Interessensvertretung von Kindern und Jugendlichen ad Obsorge, Unterhalt usw.
  kinder-jugendhilfe-ooe.at

◊ *Krisenkompass Österreich*
  Überblick über diverse Hilfsangebote, Broschüren-Service
  www.edyoucare.net/krisenkompass-links-downloads/heft-kri-
  sen

◊ *Landesverband Hospiz OÖ*
  Hilfe und Begleitung bei palliativen Krankheitsbildern: Informationen über Fort- und Weiterbildung im Hospiz- und Palli-
  ativbereich, Magazin Lebenswert usw.
  office@hospiz-ooe.at

◊ *Obdachlosenhilfe Caritas Linz*
  Wohnraum auf Zeit

www.caritas-linz.at/hilfe-angebote/menschen-in-not/woh-nungslosigkeit/

◊ *Schuldnerberatung* für Privatpersonen und Familien
linz@schuldnerberatung.at

◊ *Selbsthilfegruppen Dachverband OÖ*
Information über Angebote und Meeting-Termine diverser
Selbsthilfegruppen
www.selbsthilfe-ooe.at

◊ *Senia – Enthinderung der Sexualität*
Beratung, sexualpädagogische Workshops
www.senia.at/kontakt

◊ *Sozialpsychiatrische Ambulanz und Krisenhilfe*
Medizinische und psychotherapeutische Beratung und Behandlung, psychologische Trainings, Angehörigenberatung,
Informationen für Pädagog*innen
www.exitsozial.at/ambulanz

◊ *Suizidprävention Austria*
24-Std.-Krisentelefon, Kriseneinrichtungen und psychosoziale
Hilfsangebote, umfassendes und mehrsprachiger Broschüren-
Service
www.gesundheit.gv.at/leben/suizidpraevention/inhalt

◊ *Weiße Feder*
Hilfe bei Gewalt
www.gemeinsam-gegen-gewalt.at

◊ *Zentrum für Mobbingberatung*
http://workandpeople.at/

◊ *usw.*

Hilfreiche Interventionen

Kompetenter Einsatz diverser Methoden in der logothera-
peutischen Beratungspraxis

Methoden können die drei Dimensionen des Seins, die dem Menschen konstitutiv sind, ansprechen: die körperliche, die seelische und die noetische. Die Existenz einer leiblich-seelischen Ganzheit des Menschen präsentiert sich in einer Krise oftmals dominant und beeinflusst das Erleben des Personseins durchaus massiv. Jene Methoden, welche auf Basis des logotherapeutischen Menschenbildes zum Einsatz kommen, berücksichtigten alle Seinsdimensionen, vor allem die noetische.

Die Anwendung einer bestimmten Methode bedarf des ganzheitlichen Wahrnehmens eines Menschen. Dies wiederum setzt sowohl eine fachliche Kompetenz als auch die Fähigkeit zur intuitiven Wahrnehmung voraus. Sorgfältig muss zwischen dem, was an Neuem zumutbar ist und welche methodischen Weisen Klient*innen eventuell überfordern, irritieren oder vor den Kopf stoßen, abgewogen werden. Zu prüfen ist, ob eine Intervention mittels einer Methode dem Erreichen eines Beratungszieles dienlich ist. Es gibt auch Interventionen, die situativ unangebracht sind, auch dann, wenn Beratende von den positiven Auswirkungen überzeugt sind. Beispielhaft sei der unreflektierte Einsatz körperorientierter Verfahren bei Personen genannt, die missbräuchliche Erfahrungen in sich tragen.

Im Rahmen meiner psychotherapeutischen Tätigkeit führe ich verschiedene Interventionen und Selbsterfahrungsübungen durch, um Betroffene bei der Bewältigung von krisenhaften Lebenslagen und auch präventiv zu unterstützen.

In einer Notlage fällt es schwerer als sonst, Prioritäten zu setzen. Mehrere Herausforderungen stellen sich gleichzeitig, oftmals verbunden mit einem subjektiv empfundenen hohen Zeit- und Lösungsdruck, fast immer begleitet von einem breiten Emotionsspektrum. Die Klient*innen wissen nicht, mit welchem Thema sie beginnen sollen, haben häufig einen Redeschwall.

Erster Schritt: Jedes Thema wird auf eine Karte geschrieben

Sie benötigen für diese Intervention verschiedenfarbige Karten in unterschiedlicher Größe und Form, Plakatstifte, eventuell auch Wolle und Schere.

„Lassen Sie uns bei irgendeinem Thema beginnen", sage ich anfangs. *„Bitte schreiben Sie jedes Thema auf eine Karte. Es gibt Karten in verschiedenen Farben, Größen und Formen. Durch diesen Schritt bekommen wir einen ersten Überblick, was Sie alles bewegt."*

Zweiter Schritt: Clustern und priorisieren

In einem zweiten Schritt werden themenverwandte Karten geclustert.

„Welche Themen gehören zusammen?"

Die einzelnen Cluster werden beispielsweise nach Bedeutung, Bedrohlichkeit oder Dringlichkeit in eine Reihung gebracht:

„Welches Themenfeld erachten Sie als besonders bedeutsam (bedrohlich)?"

„Welches Thema sollte zuerst behandelt werden?"

„Die Lösung welchen Problems würde die Lösung eines anderen möglicherweise ganz von selbst erwirken?"

„Bitte bringen Sie die Karten in eine entsprechende Reihung."

Dritter Schritt: Optisch verdeutlichen und nummerieren

Eventuell könnten die einzelnen Themen auch noch mit Wollfäden umrandet werden, um beispielsweise die Abgrenzung der einzelnen Cluster untereinander noch besser erkennen zu können. Erst dann erfolgt die Nummerierung der Themencluster.

Die folgende Übung kann sowohl während einer krisenhaften Situation als auch präventiv durchgeführt werden. Ich biete sie meinen Klient*innen dann an, wenn sie vor einer großen Herausforderung stehen und sie das Gefühl haben, diese nicht bewältigen zu können. Das kann eine Abschlussprüfung im Rahmen eines Studiums sein, eine histologische Untersuchung eines Geschwürs oder die häusliche Pflege eines schwerkranken Familienmitglieds. Für die Übung werden folgende Utensilien benötigt: ein Wollfaden, eine Schere, Moderationskarten in verschiedenen Formen und Farben und Stifte.

Erster Schritt: Das vergangene, aktuelle und künftige Leben sichtbar darstellen

Zunächst frage ich meine Klient*innen, welche Fähigkeiten sie im Hinblick auf die aktuelle oder bevorstehende Krise gerne hätten. Diese notieren wir auf Moderationskarten. Das Kontinuum des Lebens reicht von der Geburt bis zum Tod. Auf eine Karte wird das Geburtsjahr der Klientin/des Klienten geschrieben, auf einer anderen das Todesjahr, gemäß der durchschnittlichen Lebenserwartung von Männern und Frauen. Diese betrug 2018 bei Männern 79,3 Jahre, bei Frauen waren es 84 Jahre (Statista, 2020). Das Sterbejahr meiner 1975 geborenen Klientin würde demnach das Jahr 2059 sein, siehe Abbildung 16. Zwischen Geburt und Tod spannen wir einen roten „Lebensfaden" quer über den Boden meiner Praxis. Zudem werden durch senkrechte Stäbe die Jahrzehnte markiert. Der große Stab symbolisiert das aktuelle Lebensjahr.

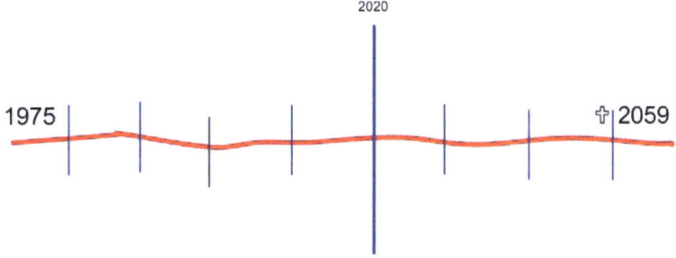

Abbildung 13: Selbsterfahrung „Ressourcen im Lebenskontinuum": Erster Schritt

Zweiter Schritt: Blick in die Vergangenheit

Im nächsten Schritt werden alle zentralen Herausforderungen der jeweiligen Lebensjahrzehnte auf Moderationskarten geschrieben. Mit offenen Fragen, etwa *„Wie war es Ihnen möglich, diese Herausforderung auszuhalten, zu bewältigen, zu überleben?"* oder *„Wer oder was war Ihnen dabei hilfreich?"* sollen möglichst viele Ressourcen in mehrdimensionaler Hinsicht aufgeschrieben und oberhalb des Lebensfadens platziert werden. Um den Überblick zu bewahren, wird für die Krisen und für die Ressourcen eines jeden Lebensjahrzehnts eine bestimmte Kartenfarbe verwendet.

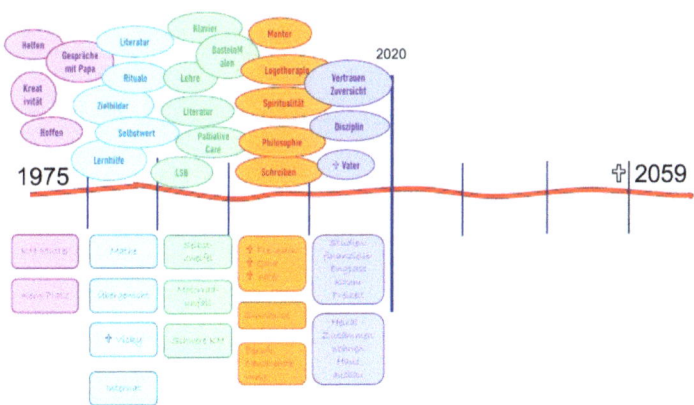

Abbildung 14: Selbsterfahrung „Ressourcen im Lebenskontinuum": Zweiter Schritt

Dritter Schritt: Blick in die Zukunft

In einem dritten Schritt wird die Klientin dazu angeleitet, sich der bevorstehenden Lebenslage mit krisenhaftem Potenzial zuzuwenden. Nun gilt es, Antworten auf zwei Reflexionsfragen zu geben: *„Welche Herausforderungen kommen auf mich zu?"*, *„Auf welche Lebensfragen gilt es Antworten zu finden?"* und *„Welche Ressourcen kann ich (wieder) aufgreifen bzw. muss ich neu entwickeln?"*

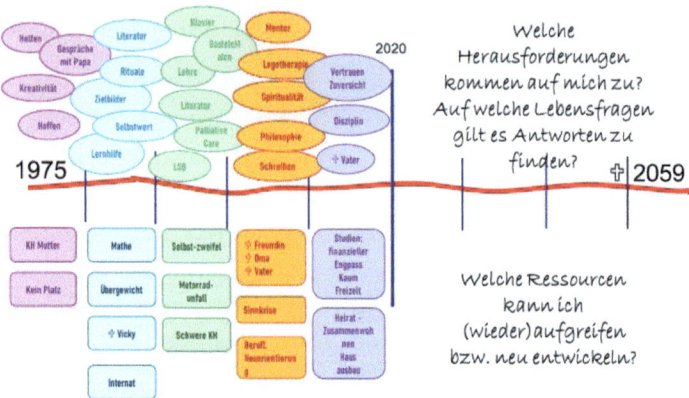

Abbildung 15: Selbsterfahrung „Ressourcen im Lebenskontinuum": Dritter Schritt

Vierter Schritt: Hilfreiche Ressourcen aus der Vergangenheit werden in die Zukunft mitgenommen

In einem vierten Schritt wird die Klientin dazu angehalten, all jene Ressourcen der Vergangenheit, die für die Bewältigung der bevorstehenden Herausforderung hilfreich sind, in die Zukunft zu legen. Gegebenenfalls muss das Ressourcenpotenzial noch geweitet werden. Auch diese noch zu entwickelnden Ressourcen werden auf Karten geschrieben und am entsprechenden Platz in der Zukunft platziert.

Im Falle meiner Klientin nahm sie drei Ressourcen aus der Vergangenheit mit in die Zukunft: die Kreativität, das Klavierspiel und eine Haltung des Vertrauens und der Zuversicht. Eine neue noch zu entwickelnde Ressource war die Fähigkeit, Hilfe von anderen anzunehmen.

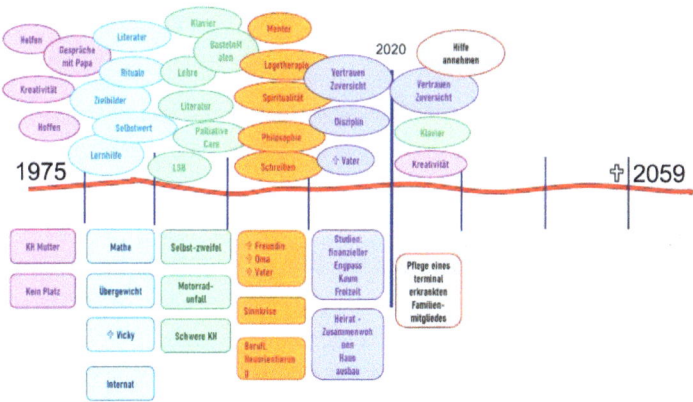

Abbildung 16: Selbsterfahrung „Ressourcen im Lebenskontinuum": Vierter Schritt

*Fünfter Schritt: Das Abschneiden des bereits gelebten Lebens und das Erken-
nen des Gesollten*

Der nächste Schritt fällt oftmals nicht leicht: das Durchschneiden des Lebensfadens. Dieser Schritt macht deutlich, wie viele Lebensjahre bereits vorbei sind und wie viele (nur) noch vor einem liegen (könnten), sofern das Leben nicht etwa durch Krankheit oder durch einen Unfall früher als erhofft endet. Je länger der Faden der Vergangenheit ist, desto kürzer ist der Lebensfaden der Zukunft.

Zwei weitere Reflexionsfragen auf Basis des logotherapeutischen Menschenbildes werden gestellt.

Die erste Reflexionsfrage lautet: *„Was ist das Gesollte in meinem Leben?"*

Nicht das, was wir Menschen vom Leben wollen, ist entscheidend, sondern das, was das Leben von den Menschen möchte. Laut Frankl gilt es, sich vom Leben befragen zu lassen: *„Es gilt, jenen Situationswert zu entdecken, der jeder Situation innewohnt. Der Mensch wird vom Leben befragt und es ist des Menschen Herausforderung, treu seines Gewissens darauf zu antworten. Darin zeigt sich der sog. ‚Aufgabencharakter des Lebens"*, so Frankl (1946, S. 46). Auf der Suche nach dem Aufforderungscharakter wird der Mensch von seinem Gewissen geleitet, das Frankl als *„Sinn-Organ"* (Frankl, 2012, S. 24) bezeichnete. Dieses muss ständig verfeinert werden, sodass der einer Situation innewohnende Sinn hellhörig wahrgenommen werden kann (ebd., 2006, S. 73). Das Gewissen besitzt die Fähigkeit, *„Sinngestalten in konkreten Lebenssituationen zu perzipieren"* (Frankl, 2012, S. 24).

Die zweite Reflexionsfrage lautet: *„Welches Korn soll meine Lebensscheune füllen?"*

Diese Frage bezieht sich auf das bekannte „Scheunengleichnis" von Viktor Frankl: *„Er (der Mensch) sieht nur das Stoppelfeld der Vergänglichkeit – aber er sieht nicht die vollen Scheunen der Vergangenheit. Er will, daß die Zeit stillstehe, auf daß nicht alles vergänglich sei; aber er gleicht darin einem Manne, der da wollte, daß eine Mäh- und Dreschmaschine stille* *steht und am Platz arbeitet, und nicht im Fahren; denn während die Maschine übers Feld rollt, sieht er — mit Schaudern — immer nur das sich vergrößernde Stoppelfeld, aber nicht die gleichzeitig sich mehrende Menge des Korns im Innern der Maschine. So ist der Mensch geneigt, an den vergangenen Dingen nur zu sehen, daß sie nicht mehr da sind; aber er sieht nicht, in welche Speicher sie gekommen. Er sagt dann, sie sind vergangen, weil sie vergänglich sind — aber er sollte sagen: vergangen sind sie; denn: Einmal gezeitigt, sind sie für immer verewigt"* (ebd., S. 48).

Nachdem sich meine Klientin eindringlich mit der ersten Reflexionsfrage befasst hatte, erkannte sie schließlich, dass ihr Soll darin lag, die Pflege für die terminal erkrankte Mutter zwar zu organisieren und zu finanzieren, nicht jedoch selbst durchzuführen. Letzteres würde ihre gesamte physische und psychische Kraft verzehren. Sie wäre dann primär mit der Rundumpflege befasst. Zuallererst wollte und sollte sie, so die Stimme ihres Gewissens, ihrer schwerkranken Mutter als Tochter begegnen, nicht als deren Pflegekraft.

Dass die gelebte Leichtigkeit in der Scheune des Lebens noch fehlen würde, war das Ergebnis des Nachsinnens über die zweite Lebensfrage.

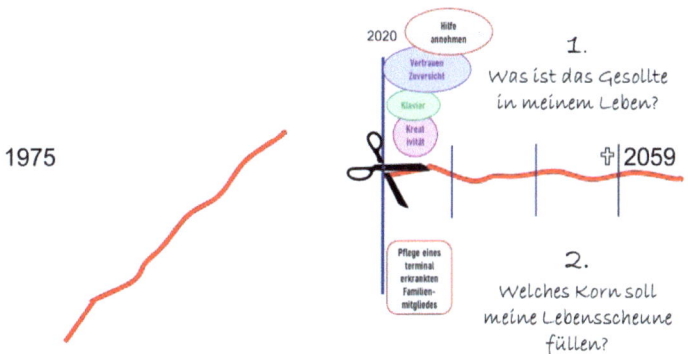

Abbildung 17: Selbsterfahrung „Ressourcen im Lebenskontinuum":
Fünfter Schritt

Sechster Schritt: Die Lebensdauer ist bedeutend kürzer als die durchschnittliche Lebenserwartung

Im sechsten und letzten Schritt dieser Selbsterfahrung wird von der Ausnahme ausgegangen, dass der Tod bedeutend früher, als es die durchschnittliche Dauer des Lebens erwarten ließe, eintritt. Aus der Perspektive des Todes gestalten Menschen das Leben wesentlicher und werden weiser.

Wiederum gilt es, die beiden Reflexionsfragen *„Was ist das Gesollte in meinem Leben?"* und *„Welches Korn soll meine Lebensscheune füllen?"* zu beantworten. Meiner Klientin wird schmerzlich bewusst, wie sehr sie sich angesichts der Endlichkeit menschlichen Lebens ohnmächtig fühlt. Noch weiß sie nicht, wie sie für sich eine tragfähige Haltung finden soll, zumal sie über kein stabiles Glaubensfundament verfügt. Eine neue Ressource gilt es also, aufzugreifen, und dies sollte das Verfassen von Texten zur Todesrealität sein.

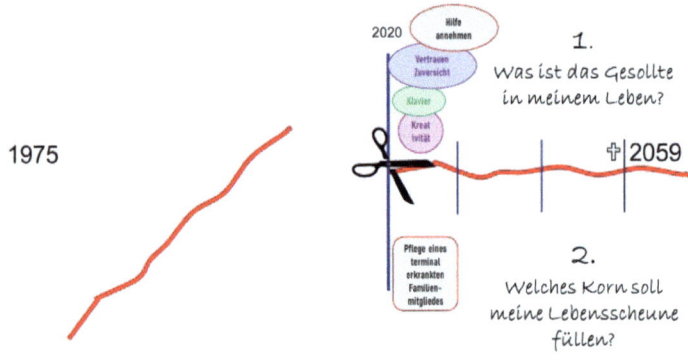

**Abbildung 18: Selbsterfahrung „Ressourcen im Lebenskontinuum":
Sechster Schritt**

Abschließend wird ein Foto von dieser Ressourcenarbeit gemacht. Die Klient*innen können den Lebensfaden und die Karten mit nach Hause nehmen. Es besteht die Möglichkeit, in schwierigen Lebenssituationen den Ressourcenweg auf dem Boden aufzulegen und „abzugehen". Optional kann der Lebensfaden samt allen Karten auch auf einem Flipchart-Plakat aufgeklebt und mit nach Hause genommen werden. Bei diesem Schritt erfolgt abschließend und bei ruhiger Musik eine nochmalige Vertiefung der im Zuge der Selbsterfahrung gewonnenen Erkenntnisse.

Das Ziel dieser Selbsterfahrungsübung liegt darin, das Leben gemäß dem Auftragscharakter des Lebens und den individuellen Wertepräferenzen zu gestalten.

Erster Schritt:

- Ehe
- Familie (& Soziales)
- Publizieren
- Psychotherapie (PT)
- Lehre
- Kreativität (Musik, Kultur, Basteln)
- Haushalt & Garten (H/G)

Abbildung 19: Selbsterfahrungsübung „Lebensüberblick und Wertebilanz": Erster Schritt

Auf einem Blatt Papier werden alle Lebensbereiche, in denen eine Person haupt- oder ehrenamtlich tätig ist, ebenso alle weiteren Aktivitäten, die sie in ihrem Leben ausführt, untereinander aufgeschrieben. Jene Bereiche, die beispielhaft mein Leben ausmachen, sind die Zeit mit meinem Ehepartner, die Zeit für familiäre und soziale Kontakte, das Publizieren, die Logotherapie, die Lehrtätigkeit, die Kreativität (Musik, Kultur, Basteln) und das Arbeiten rund um Haus und Garten.

Zweiter Schritt:

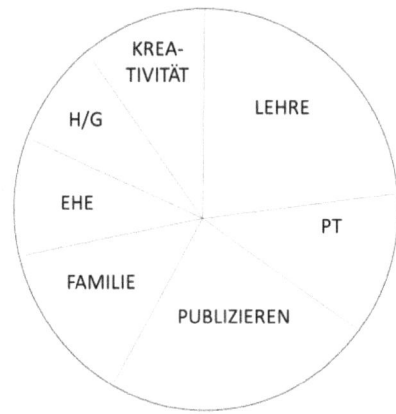

Im nächsten Schritt wird auf einem Blatt Papier, dieses sollte mindestens ein A-4-Format aufweisen, ein großer Kreis gezeichnet. Der Kreis steht für die Lebenszeit. Die Frage *„Wie viel von meiner gesamten Lebenszeit kommt den einzelnen Lebensbereichen zu?"* bildet sich nun grafisch ab.

Abbildung 20: Selbsterfahrungsübung „Lebensüberblick und Wertebilanz": Zweiter Schritt

Den zuvor notierten Lebensbereichen werden nun Kreissegmente zugeordnet. Deren Größe richtet sich nach der Lebenszeit, die für den jeweiligen Bereich aufgebracht wird.

Dritter Schritt:

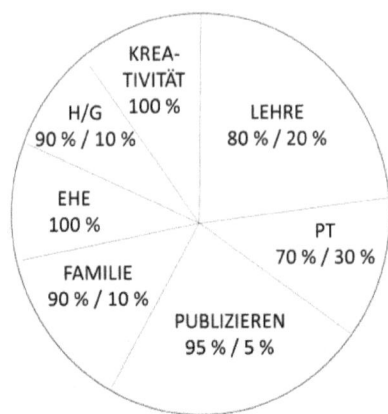

Im dritten Schritt werden nun der „Freudeanteil" und der „Belastungsanteil" eines jeden Lebensbereiches geschätzt und eingetragen. Jeder Bereich für sich macht nun 100 % aus.

Ein Beispiel: Die Lehrtätigkeit bedeutet für mich 80 % Freude und 20 % Belastung. Jeweils vor dem Schrägstrich wird der „Freudeanteil", jeweils nach dem Schräg-

Abbildung 21: Selbsterfahrungsübung „Lebensüberblick und Wertebilanz": Dritter Schritt

strich der „Belastungsanteil" in Prozent notiert. Ist ein Bereich frei von jeglicher Belastung, etwa jener der „Kreativität" oder der der „Ehe", wird ein 100%iger Freudeanteil eingetragen.

Vierter Schritt:

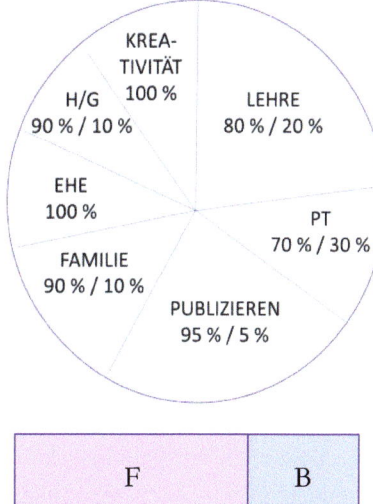

Unterhalb des Kreises wird ein Querbalken eingezeichnet. Danach wird eine Gesamteinschätzung vorgenommen. *„Wie hoch ist der Freudeanteil* (F), *wie hoch ist der Belastungsanteil* (B) *des Lebens?"*

Abbildung 22: Selbsterfahrungsübung „Lebensüberblick und Wertebilanz": Vierter Schritt

Fünfter Schritt:

Im fünften Schritt werden Reflexionsfragen beantwortet und mittels Symbole in die einzelnen Segmente eingezeichnet.

❤ *„Womit bin ich zufrieden?"*

Jene Lebensbereiche, mit denen die Person zufrieden ist, werden mit einem Herz versehen. Dies bedeutet nicht unbedingt, dass die Lebensumstände innerhalb dieser Bereiche optimal sind, dennoch werden sie von der Person als zufriedenstellend, weil bestmöglich angesichts der Umstände erfahren.

👓 *„Welche Bereiche meines Lebens verweisen auf einen Veränderungs-, Korrektur- oder Entwicklungsbedarf?"*

Überall dort, wo entweder das Verhalten, die Einstellung oder beides einen Bedarf zur Veränderung, Korrektur oder Entwicklung aufweist, wird eine Brille eingezeichnet:

❗ *„Was könnte bzw. sollte (längst) an andere Personen delegiert oder ersatzlos gestrichen werden?"*

Jene Wirkfelder, in denen eine Person nur noch aus Gewohnheit oder weil andere dies von ihr erwarten, tätig ist, werden mit einem Rufzeichen markiert.

🔔 *„Welche Lebensbereiche fehlen in meinem Lebenskreis?"*

Möglicherweise fehlen Zeiten der Erholung oder die Pflege sozialer Kontakte. Fehlendes wird mit einem Glöckchen versehen und außerhalb des Kreises notiert.

Mein Lebensüberblick sieht folgendermaßen aus:

Überwiegend bin ich mit vielen Bereichen meines Lebens zufrieden. Im Bereich „Lehre" möchte ich bestimmte Aufgaben an andere delegieren, von einigen Lehraufträgen möchte ich mich gänzlich distanzieren. Im Bereich „Psychotherapie" besteht der Veränderungsbedarf hinsichtlich meiner Selbstfürsorge. Künftig werde ich an Samstagen keine Psychotherapien mehr anbieten, stattdessen mehr Zeit für körperliche Bewegung an der frischen Luft einplanen.

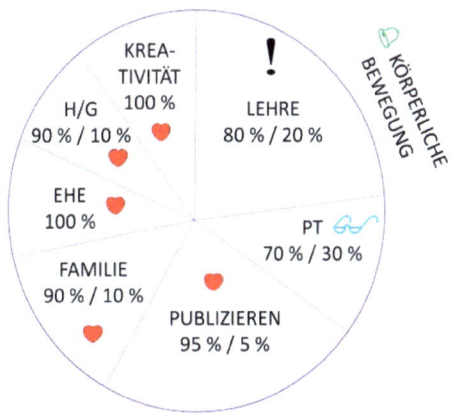

Abbildung 23: Selbsterfahrungsübung „Lebensüberblick und Wertebilanz": Fünfter Schritt

Sechster Schritt:

Im sechsten Schritt wird die Wertebilanz durchgeführt. Diese orientiert sich an der Fragestellung: *„Welche Werteebene dominiert in den jeweiligen Lebensbereichen?"* Die Wertelehre Frankls postuliert, dass Menschen in ihrem Leben folgende Wertekategorien zu realisieren versuchen:

Schöpferische Werte, auch Schaffenswerte genannt, wie produktive Arbeit (Frankl, 1946, S. 34), ebenso handwerkliches wie künstlerisches Schaffen, geistige Arbeit, Beziehungsarbeit, Konfliktbewältigung und Persönlichkeitsbildung usw.

Erlebniswerte wie Kontemplation, Natur- und Kunsterleben, ebenso familiäre und soziale Beziehungen, Sport, Spiel, Kulinarik usw.

Einstellungswerte, der höchsten Werteebene zugehörig, werden dann verwirklicht, wenn das Leben weder schöpferisch und produktiv, auch nicht reich an Erlebenswerten ist, sondern sich die Möglichkeiten verengen. Einstellungswerte werden durch das „tapfere Ertragen" von Leid und Schicksalsschlägen mittels der „Trotzmacht des Geistes" verwirklicht, abseits aller Wertverwirklichung durch aktives Tun. Bedeutsam ist, wie sich die Person gegenüber einer unveränderbaren schicksalhaften Lage einstellt. Sobald der Mensch fähig ist, Einstellungswerte in seinem Leben zu verwirklichen, behält sein Leben seinen Sinn (ebd., S. 34–35).

Jene Bereiche, in denen jeweils die *Schöpferischen Werte* überwiegen, werden grün bemalt. Dort, wo die *Erlebniswerte* zentral sind, wird die Farbe Orange verwendet. Die hauptsächliche Verwirklichung von *Einstellungswerten* wird durch die Farbe Gelb dargestellt.

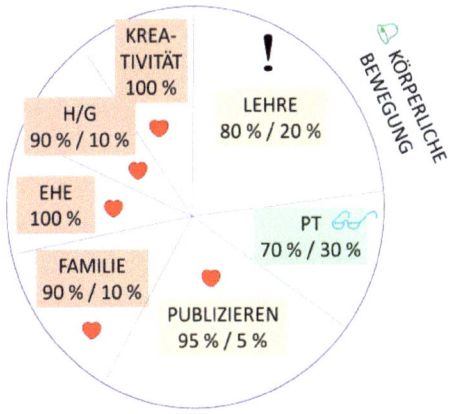

Abbildung 24: Selbsterfahrungsübung „Lebensüberblick und Wertebilanz": Sechster Schritt

Siebter Schritt:

Im siebten und letzten Schritt dieser Selbsterfahrungsübung erfolgt
eine Auseinandersetzung dahingehend, welche Veränderungen im
Hinblick auf Handlungen und Haltungen erforderlich sind und wie
diese realisiert werden können. Sinnvoll erweist sich das neuerliche
Skizzieren des Lebenskreises, die Wertebilanz dabei nochmals berücksichtigend.

Vielleicht wurde Ihnen als Kind vermittelt, dass Sie nur dann ein gutes und harmonisches Leben führen können, wenn sie „brav" sind und sich angepasst und unauffällig verhalten, weil Ihre eigene Meinung Sie nur in Schwierigkeiten bringen würde. Möglicherweise spüren Sie die Auswirkungen in Ihrem privaten und beruflichen Leben und es fällt Ihnen schwer, einen eigenen Standpunkt zu vertreten, oder zu sagen: *„Das überfordert mich"* oder *„Diese Vorgehensweise erachte ich für unethisch"* usw.

Die Herzübung ist dem Buch „Szenenwechsel" von Eva-Maria Admiral (2017, S. 19–23) entnommen und wurde für diese Publikation etwas modifiziert. Sie hilft, wunde Herzen mit etwas Heilendem zu überschreiben. Insgesamt werden zwei Herzen gezeichnet.

Erstes Herz:

„Stellen Sie sich Ihr Herz in seinem ursprünglichen Zustand vor. Malen Sie es einfach einmal. Wie sah es aus? Kindlich, verletzlich, durchlässig, zart? Malen Sie Ihr Herz so, wie es geboren wurde. Danach schreiben Sie in dieses Herz die Brandmale, die Ihnen schon früh zugefügt wur-

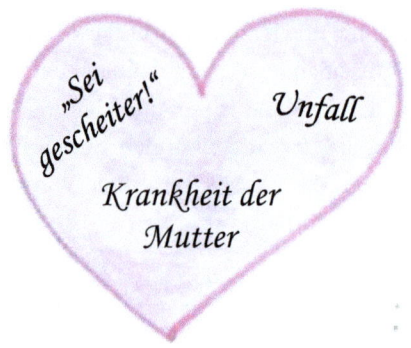

Abbildung 25: Das Herz in seinem ursprünglichen Zustand

den, etwa: ,Sei immer fleißig!', ,Leiste mehr!', ,Sei schneller!', ,Werd schlanker!' usw.

Zweites Herz:

„Malen Sie nun nochmals ein Herz. Welche Worte könnten eine neue Geschichte in Ihrem Leben schreiben: ‚Freiheit‘, ‚genu‘`, ‚Leben im Hier und Jetzt‘, ‚Selbstannahme‘?

Welche Worte würden das Leben in positiver Weise verändern? Schreiben Sie diese in Großbuchstaben über Ihr Herz.

Ihr Herz soll fortan eine neue Geschichte schreiben."

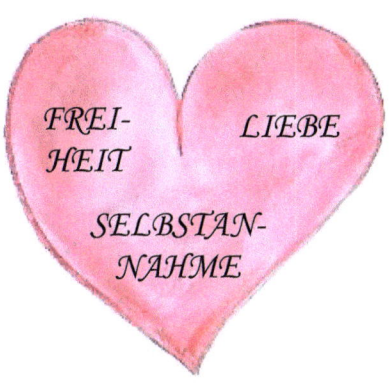

Abbildung 26: Das Herz der Zukunft, überschrieben mit heilsamen Worten

Kreativ-gestaltend erfahren Personen Zugang zu ihrem intuitiven Wissen. Die Bereitschaft zur Einstellungsmodulation erschließt sich prozesshaft und zumeist unbemerkt.

Ob malend oder fotografierend, mit Gips, Ton oder anderen (Natur-)Materialien Skulpturen fertigend, komponierend, musizierend, singend oder tanzend, biografisch oder affektiv schreibend, eine Situation szenisch darstellend, das Reich der schöpferischen Vielfalt ist unendlich groß und gewährt Eintritt zu ideenreichen und gehaltvollen Denkprozessen.

Der Trotzdem-Baum

In Krisen ermutige ich Klient*innen manchmal dazu, einen „Trotzdem-Baum" zu zeichnen oder zu fotografieren: *„Bitte vergegenwärtigen Sie sich eine vergangene oder aktuell herausfordernde Lebenssituation oder -phase und zeichnen oder fotografieren Sie Ihren Trotzdem-Baum!"*

Viktor erfuhr einen ausgeprägten psychischen und physischen Erschöpfungszustand. Bei einem seiner Spaziergänge sichtete er einen Baum. Sein breiter Stamm wurde auf eine Höhe von etwa zwei Metern zurückgeschnitten. Doch waren neue zarte Triebe zu sehen. Viktor sah in diesem Baum einen Leidensgefährten, einen, der ihn verstehen konnte, der dem radikalen Rückschnitt trotzte und den Neuaustrieb wagte. Eine Fotografie seines Gefährten stärkte die Hoffnung und den Mut, auch „neu auszutreiben". Zwei Jahre später und nachdem Viktor den „Neuaustrieb" gewagt hatte, wurde sein Baum gefällt. Dennoch erinnerte er sich bildhaft an ihn. Weniger durch die Fotografie, vielmehr noch durch den Text, den er aus Sicht des Baumes verfasst hatte. Der Text trug die Überschrift: *„Neubeginn – wozu?"* und beinhaltete ein Zitat von Václav Havel: *„Hoffnung ist nicht die Überzeugung, dass etwas gut ausgeht, sondern die Gewissheit, dass etwas Sinn hat, egal wie es ausgeht."*

Der Brunnen

Texte und Gedichte laden zur Reflexion über zentrale Themen im Zuge von Krisen ein. So jenes von Meyer mit dem Titel „Der römische Brunnen".

Aufsteigt der Strahl
und fallend gießt
Er voll der Marmorschale
Rund,
Die, sich verschleiernd,
überfließt
In einer zweiten Schale
Grund;
Die zweite gibt,
sie wird zu reich,
Der dritten wallend ihre
Flut,
Und jede nimmt und gibt
zugleich
Und strömt und ruht.

(Conrad Ferdinand Meyer, 1982)

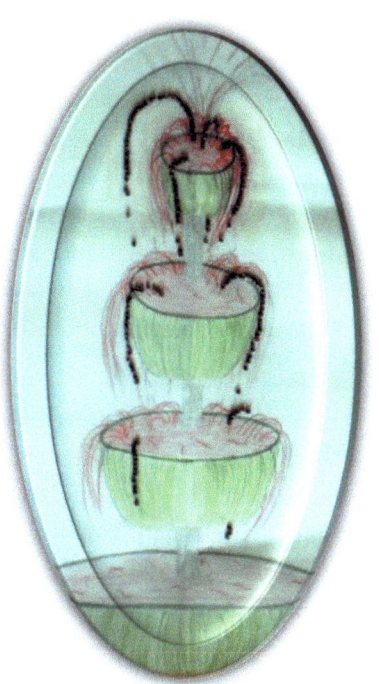

Eine meiner Klientinnen fühlte sich dazu veranlasst, auf **Abbildung 27: "Brunnen des Lebens"**

Basis des Brunnen-Gedichtes einen „Brunnen des Lebens" zu malen. Das Bild ziert die Wand in ihrem Wohnzimmer und erinnert sie täglich daran, wie wichtig es ist, regelmäßig zu den Quellen der Freude, der Liebe und des Humors zu gehen.

Krisen bieten die Chance zur Wiederentdeckung einer Kultur des Innehaltens und der Muße. Die Achtsamkeitsbasierte Stressmeditation, englisch „Mindfulness-Based Stress Reduction", ist ein Programm zur Stressbewältigung, das in den 1970er-Jahren von dem Molekularbiologen Jon Kabat-Zinn entwickelt wurde. Die Wurzeln dieses Ansatzes liegen im Buddhismus. Kabat-Zinn beschreibt Achtsamkeit als eine spezielle Form der Aufmerksamkeitslenkung, die durch ein nicht wertendes, unmittelbares und fortwährendes Gewahrsein geistiger und körperlicher Zustände und Prozesse von einem Moment zu einem anderen gekennzeichnet ist (2003). Dabei handelt es sich um eine Fähigkeit oder innere Haltung, die jedem Menschen innewohnt und durch systematisches Üben von Achtsamkeitsmeditation gestärkt wird.

Achtsames Sein wird durch eine spezifische Praxis der Meditation geübt. Kabat-Zinn (2003) unterscheidet zwei Arten von Achtsamkeitsübungen, die es braucht, damit Achtsamkeit ein integraler Bestandteil des eigenen Lebens werden kann. Die *formellen Achtsamkeitspraktiken* wie Sitz- oder Gehmeditationen zielen auf die Stabilisierung des Achtsamkeitszustandes im gegenwärtigen Moment ab. Die *informellen Übungen* intendieren die Achtsamkeit bei der Durchführung von Alltagsaktivitäten (Ernst et al., 2009, S. 296–297).

Körperempfindungen, Sinneswahrnehmungen, Gedanken und Gefühle werden als eine veränderbare Wirklichkeit begrüßt, im Sinne eines „Auch das geht vorbei". Der offenen Wahrnehmung eigener Gefühls-, Denk- und Handlungsgewohnheiten muss nicht zwingend der Impuls zur quasi automatisierten Reaktion folgen. Hingegen entsteht ein Freiraum zwischen Wahrnehmung und Reaktion, in dem es möglich ist, Entscheidungen zu treffen.

Zu Krisenzeiten noch nicht zu wissen, wie es weitergeht, führt mitunter zur Verselbständigung der Gedanken, was auch als „Rumination" bezeichnet wird. Achtsamkeit impliziert die Fähigkeit, von dem Abstand zu nehmen, was man gerade tut, um anschließend eine Veränderung herbeizuführen. Beispielsweise würde bereits das geplante und wiederholte Unterbrechen des Alltagsgeschehens und das bewusste Ein- und Ausatmen zu einer erhöhten Achtsamkeit führen.

V BEISPIELE AUS DER PRAXIS

Fünf Menschen und ein Team in krisenhaften Lebenslagen

In diesem Kapitel berichte ich von fünf Menschen in krisenhaften Lebenslagen. Ich möchte die Lesenden an meinen methodischen Zugängen teilhaben lassen.

Wie es „Christopher" gelungen ist, seine tiefe Frustration zu überwinden, beschreibt das erste Beispiel. Dabei wird die Methode des „Therapeutischen Schöpfens von Handpuppen" vorgestellt.

Im zweiten Beispiel geht es um die Beziehungskrise von „Markus". Trotz vielfacher traumatischer Erfahrungen in der Kindheit und Jugend entwickelte er sich zu einem überaus feinsinnigen und verantwortungsbewussten Mann. Doch galt es einige Verhaltensweisen, auch unbewusst und hoch wirksame Prägungen, zu reflektieren und neu zu balancieren. Methodisch bilden die Arbeit mit dem Genogramm und der Einsatz des Aufstellungsbrettes einen Schwerpunkt in dieser Sequenz.

Im dritten Beispiel begleitete ich ein Pflegeteam im Rahmen einer Supervision, nachdem sich ein Heimbewohner von einer Brücke in den Tod gestürzt hatte. Gefühle von Schuld, Kränkung und Ärger, eine generelle Überlastung der Pflegekräfte und die Suche nach einem möglichen Sinn dominieren thematisch das Gespräch.

Die folgenden drei Erzählungen handeln von schwerkranken und palliativ zu betreuenden Frauen. „Erikas" Situation führt uns vor Augen, dass sich die Bewältigungskompetenzen auch in Todesnähe noch entwickeln und die personalen Antworten auf existenzielle Leiderfahrung einem kontinuierlichen Reifeprozess unterliegen.

„Ilse" lässt uns daran teilhaben, dass trotz interdisziplinärer palliativer Bemühungen Menschen an einen Punkt geraten können, an dem sie ihre Kraft nicht mehr für das Leben, sondern für das Sterben brauchen.

Ein lebendiges Zeugnis für die „Trotzmacht des Geistes" gibt „*Martha*", die trotz der Abhängigkeit von der Pflege und Unterstützung anderer die letzten Tage ihres Lebens wesentlich, in einer Haltung der Liebe und Dankbarkeit, gestalten konnte.

Allen fünf Menschen und dem einen Team danke ich dafür,
dass ich und auch die Lesenden von ihnen
für unser eigenes Leben und Wirken lernen dürfen.

Christopher lässt sich nicht mehr gehen – er geht selbst

„Wagen heißt glauben, dass es eine Entwicklung zur Reife gibt und dass aus dem Verlust ein Gewinn werden kann" (Schaffer, 1987, S. 5).

Eine Puppe, die aussah, wie der Schöpfer sich fühlte: alt und träge

Ruhelosigkeit und Unzufriedenheit erfährt der Mensch vor allem dann, wenn er der Trägheit und Passivität in seinem Leben zu viel Raum gibt und letztlich darin verharrt, weil er die Kompetenzen für das Überwinden von Widerständen zugunsten der Verwirklichung höherer Werte verlernt hat. Wer Kreativität und Spiel als Zeitverschwendung erachtet, sollte nichts anders tun, als möglichst viel Zeit genau dafür zu verwenden. Durch das Herstellen von Handpuppen kommen Klient*innen mit ihrem eigenschöpferischen Innenleben (wieder) in Kontakt, erfahren sich durch ihr künstlerisches Schaffen als selbstwirksam und werden sich ihrer selbst bewusst. Schöpferisches Tun heilt Körper und Geist durch die eigenen Hände. Mein Buch „Schöpfen von Handpuppen in der Existenzanalyse und Logotherapie" informiert ausführlich über diese Methode.

Der 50-jährige alleinstehende und stark übergewichtige Christopher gestaltete eine um etwa 20 Jahre älter aussehende Handpuppe mit dicken Wangen und voluminösem Doppelkinn. Das Haar war unfrisiert, das gesamte Erscheinungsbild der männlichen Puppe wirkte ungepflegt. Sie war so alt, wie Christopher sich seit Jahren fühlte. Doch war es auch eine Puppe mit weit geöffneten Augen, die interessiert wirkten. Worauf blickte seine Puppe?

Zugunsten eines prall gefüllten Bankkontos ging er einer sitzenden Tätigkeit nach, die ihm längst keine Freude mehr bereitete. An einem arbeitsfreien Sonntag verfiel er in Frustration, da montags wieder eine weitere *„urlangweilige, öde Woche"* vor ihm lag.

„So viel Geld für so wenig Arbeit, das bekomme ich niemals wieder", so seine Logik, die sich allerdings im Hinblick auf seine Lebensqualität als Trugschluss herausstellen sollte. Er unternahm keinerlei kulturelle, soziale oder sportliche Aktivitäten, verbrachte stattdessen die freien Abende vor dem Fernseher und bequem auf der Couch liegend. Die Süßigkeiten, mit denen er den emotionalen und geistigen Hunger zu befriedigen versuchte, bescherten ihm ei-

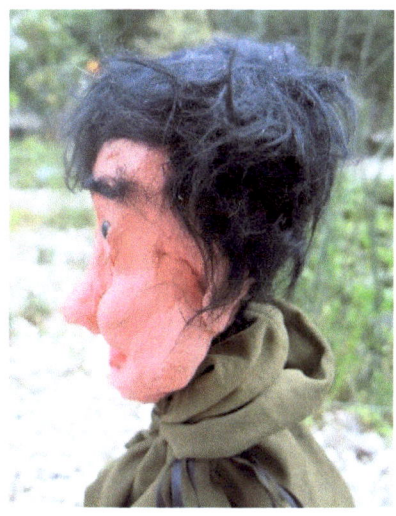

Abbildung 28: Christophers Handpuppe, die dem Körper- und Lebensgefühl ihres Schöpfers entspricht

nen Diabetes, der mittlerweile bereits die Sehfähigkeit beeinträchtigte und schmerzhafte Neuropathien an Fingern und Zehen verursachte. An den Wochenenden schlief er auch tagsüber viele Stunden. Die Puppe, die er schöpfte und mit deren Aussehen er sich identifizierte, war ein erschreckender Anblick und ein Gegenüber, dem er zunächst nicht in die Augen blicken konnte: *„Ja. Das bin ich. Ich habe mich selbst geschöpft!"* Längst konnte er sein eigenes Spiegelbild nicht mehr ertragen: *„Ich widere mich selbst an. Ich sehe nur noch einen einzigen Fettranzen, wenn ich in einen Spiegel schaue."*

Ein wehmutsvoller Erkenntnisweg

Dieser Erkenntnisweg war von Wehmut begleitet, waren doch *„die vielen sinnlosen und verlorenen Jahre"* zu betrauern, *„die kein zweites Mal mehr gelebt werden konnten."* Schließlich galt es, diese wichtige und auch schmerzliche Einsicht als Sprungbrett für das künftige Leben zu nutzen.

Das Therapieziel

Das therapeutische Ziel lag darin, ein derart tragfähiges *Wozu* zu finden, für das es sich lohnen würde, das bequeme und *„urlangweilige, öde Leben"* hinter sich zu lassen, sich von der Couch zu erheben, die verschütteten und eigentlichen Bedürfnisse und Sehnsüchte zu erforschen, um eine entscheidende Daseins-Wende einzuleiten. *„Auf der Couch kommen Sie nicht in Bewegung"*, sagte ich zu ihm. Mittels des noo-psychophysischen Antagonismus, oder wie Frankl diese spezifisch humane Fähigkeit noch nannte, die *„Trotzmacht des Geistes"* (2002, S. 60), kam er mit der Möglichkeit in Berührung, sich von seiner psychischen und körperlichen Trägheit distanzieren zu können, die bereits alle Lebensbereiche nachteilig beeinflusste, vor allem die körperliche Gesundheit beeinträchtigte.

„Ich würde ja gerne …, aber …"

Die Suche nach etwas, das Christopher beseelte, gestaltete sich schwierig. Nichts schien ihm interessant oder wichtig genug zu sein, um dafür das alte Leben hinter sich zu lassen. Der erste Veränderungsgedanke, der meinem Klienten in den Sinn kam, zauberte ein Leuchten in seine Augen, schien ihm jedoch real nicht umsetzbar. *„Eigentlich"*, erzählte er, *„würde ich am liebsten mit Jugendlichen arbeiten."* Das war ja nun ein erheblicher Unterschied zu der Arbeit in einem Großraumbüro eines Transitunternehmens, wo ein jeder Tag gleich verlief und das einzige Highlight darin bestand, die Leberkäsesemmeln, die der Lehrling am Würstelstand kaufte, um Punkt 10:00 Uhr am Vormittag zu verspeisen. Dem Gedanken, mit Jugendlichen zu arbeiten, folgte ein Schwall unzähliger *„Abers"*. Aus Christophers Sicht sprach doch auf der Vernunftebene *„wirklich alles"* dagegen: Die fehlende Ausbildung für die Ausübung einer völlig anderen Tätigkeit, das mangelnde Selbstvertrauen, das höhere Lebensalter, das starke Übergewicht, das geringere Einkommen und selbstverständlich auch die Abfindung, auf die Christopher hätte verzichten müssen. Alle seine Argumente klangen schlüssig. Nach langem und vergeblichem Ringen um einen Veränderungsauftrag sagte ich schließlich zu ihm: *„Wenn alles dafürspricht, das Alte beizubehalten, dann müssen Sie wohl auch weiterhin dem Alltagstrott frönen und die Abende allein auf der Couch verbringen.“*

Je stärker das vernunftbetonte Denken war, desto weniger vernahm er seine intuitiven Regungen. Nun stand Christopher an einem Wendepunkt seines Lebens. Er hatte die Wahl zwischen der Fortführung des bequemen vor sich hin Existierens und der Chance, den Stein der Veränderung ins Rollen zu bringen und sich zu neuen Gipfeln emporzuschwingen.

Ich entließ ihn in eine mehrwöchige Therapiepause, in der er eine Entscheidung treffen sollte. Als Logotherapeutin begleite und unterstütze ich bereitwillig in Richtung „Leben“, jedoch kann ich langfristig keinen Auftrag annehmen, der aus einem Menschen weniger macht, seiner Gesundheit schadet und in die Krankheit führt, zumal er das Potenzial zur Veränderung in sich trägt. Doch noch hatte ich keinen Auftrag, den ich annehmen hätte können, von Christopher erhalten. Während der Therapiepause schloss ich Christopher in mein Gebet ein und entschied mich bewusst dafür, an ihn zu glauben. Ich vertraute darauf, dass er sich „traute“, eine Lebenswende einzuleiten, früher oder später.

Die Entscheidung zum Neubeginn

Schließlich offenbarte mir Christopher sein neues Lebensmotto: *„Ich lasse mich nicht gehen. Ich gehe selbst!“* Beide waren wir zu Tränen gerührt. In seinem Therapiebuch hatte er sein Konzept, das er *„Meine zweite Chance“* nannte, in Ansätzen verschriftlicht. Einen ersten Schritt hatte er bereits eingeleitet. Er war einer Gruppe übergewichtiger Menschen beigetreten, die unter ärztlicher Aufsicht Gewicht reduzieren wollten und zugleich das Ausmaß an Bewegung steigerten. Er war stolz darauf, nach nur zwei Wochen bereits drei Kilogramm Gewicht verloren zu haben. Nun galt es, eine neue Priorisierung der Lebenswerte vorzunehmen und das Konzept der „zweiten Chance“ so zu gestalten, dass Christopher Schritt für

Schritt, dabei alle Risiken und Konsequenzen berücksichtigend, real umsetzen konnte.

Zwei Jahre später

Zwei Jahre später, Christopher hatte seine Arbeitsstelle gekündigt, befand er sich in einer Ausbildung zum Lebens- und Sozialberater, um danach Jugendliche ein Wegstück ihres Lebens begleiten zu können. Noch war offen, ob er eine entsprechende Anstellung finden oder eine eigene Beraterpraxis eröffnen würde, doch all dieses gehörte zum Prozess seiner „zweiten Chance", der nun voll und ganz im Gange war, und all dies mit einer Gewichtsabnahme von mittlerweile zwölf Kilogramm.

Der Weg aus einer existenziellen Beziehungskrise

„Das Ziel einer logotherapeutischen Behandlung liegt in der Hervorbringung und Verwirklichung der bislang verborgenen essentiellen Gestalt einer Person" (Kurz, 1999, S. 20).

Was zu einer existenziellen Lebenskrise führen kann und welche Wege und Haltungen es braucht, um dem Leben wieder eine positive Wende zu geben, zeigt das Beispiel von Markus, 40 Jahre. Schritt für Schritt, von der Anfrage bis zur Neuorientierung seines Lebens, wird auf den folgenden Seiten sein Weg aus der Krise beschrieben: von der ersten Kontaktaufnahme, über die Findung des Therapieziels bis hin zum Einsatz therapeutischer Interventionen.

Erste Kontaktaufnahme zur Terminvereinbarung

Das Leben von Markus erfuhr eine massive Erschütterung, als ihm seine Lebensgefährtin „Patricia", Mutter der gemeinsamen einjährigen Tochter „Lara", mitteilte, dass sie sich von ihm trennen möchte und er aus der gemeinsamen Wohnung ausziehen solle. Ein Auslöser für die Trennung waren die hohen Geldsummen, die Markus an seine alkoholkranke Mutter bezahlte und seiner eigenen Familie vorenthielt. Die gemeinsamen Hausbaupläne waren dadurch auf unbestimmte Zeit auf Eis gelegt. Die zeitintensive berufliche Tätigkeit zugunsten der finanziellen Unterstützung seiner Mutter, die bequemen Stunden vor dem Fernseher und auf der Couch liegend nach Feierabend, die Markus dem Familienleben vorzog, wollte Patricia nicht länger tolerieren.

Seine Terminanfrage für ein erstes Gespräch per E-Mail war überaus höflich formuliert und verdeutlichte zugleich die verzweifelte und krisenhafte Lebenslage, in der sich Markus befand: *„Ich bin selbst an allem schuld und dachte, ich bin Herr über meine Probleme. Die Vergangenheit holt mich ein und mein Leben … ein einziger Dammbruch."*

Die Ressourcenarbeit beginnt bereits bei der ersten Kontaktaufnahme

So verzweifelt eine Person ihre Lebenslage auch wahrnimmt und so dramatisch sie diese auch schildert, ist seitens professioneller Helfenden bereits bei der ersten Kontaktaufnahme darauf zu achten, nicht in die inhaltliche Tragik einer Situation einzusteigen, sondern stattdessen in und zwischen den Zeilen nach vorhandenen Ressourcen zu forschen.

Metathemen im sprachlichen Ausdruck: Selbst- und Fremdverantwortung, Schuld, eigener Unterstützungsbedarf, pyramidale Werteordnung

Alleinig die schriftlich formulierte Kontaktaufnahme beinhaltet wertvolle Informationen über einen Menschen, die die Bildung erster Hypothesen erlauben und Einblick in den Ressourcenpool einer Person geben. Es bedarf stets der Offenheit, einen Eindruck durch Nachfragen zu korrigieren bzw. zu weiten.

Beispielsweise lässt die Formulierung *„Ich bin selbst an allem schuld"* die Annahme zu, dass Markus grundsätzlich dazu fähig ist, Selbstverantwortung zu übernehmen, wenn auch (noch) in übermäßiger Weise. Er selbst übernimmt für ein Misslingen die alleinige Verantwortung. Diese kommt durch die Neigung zur Verallgemeinerung zum Ausdruck, er sei *„an allem schuld"*.

Viele Anfragen dieser Art haben das alleinige Fehlverhalten *anderer* zum Inhalt, weil die Klient*innen die Verantwortung für das eigene Wohlbefinden anderen übertragen und dadurch selbst hilflose Opfer werden. Doch wer die Verantwortung für sein Leben nicht selbst übernimmt, gibt auch die Möglichkeit einer Lösungsfindung aus der Hand. Markus schreibt, „er allein" habe „Schuld" auf sich geladen, und ich frage mich, ob er vielleicht eine Verantwortung, die ihm nicht zur Gänze gehört, übernommen hat. Möglicherweise geht er mit sich zu streng ins Gericht!?

Die Tatsache, dass er Hilfe in Anspruch nehmen möchte, wenn seine Möglichkeiten zur Problembewältigung erschöpft sind, ist eine Ressource. Dass man nicht immer „Herr" oder „Frau" über seine Probleme sein und Hilfe anderer annehmen kann, verlangt das Eingestehen des eigenen Unterstützungsbedarfs, und das ist als eine Fähigkeit anzusehen.

Metaphorik als wertvolle Intervention: „Der Dammbruch"

Seine metaphorische Sprache und die Formulierung, sein Leben sei *„ein einziger Dammbruch",* bedeutet ebenfalls eine Ressource für den Gesprächsprozess. Metaphern ermöglichen im Falle von überschwemmenden, beispielsweise traumatischen Erfahrungen die dosierte Erhellung von Leiderfahrungen und das schrittweise Entwickeln von hilfreichen Einstellungen und Verhaltensweisen. Dämme, das sind massive Baukörper mit sich nach oben verjüngendem Querschnitt, haben als Sicht- oder Lärmschutz beispielsweise abschirmende Wirkung; regulierend wirken sie durch die Kanalisierung von Wasser. Welcher „Damm" ist nun bei Markus gebrochen? War es ein selbst errichteter Damm zum Schutz vor Erinnerungen und Bildern aus der Vergangenheit, oder diente er dem Schutz anderer? Welche „regulierende" Funktion, sprich „Aufgabe", hatte sein Damm?

Das Foto eines Dammes bzw. eines Dammbruchs könnte beispielsweise die Reflexion persönlicher Themen begleiten, z. B. präventive Maßnahmen zur Vermeidung einer Beziehungskrise, eines „Dammbruchs", Möglichkeiten zur Festigung des Damms, Prüfung der Wirksamkeit von errichteten Schutzwällen usw.

Pyramidale Werteordnung

„Mein Leben … ein einziger Dammbruch" könnte auch im Zusammenhang mit einer pyramidalen Werteordnung stehen, die stark auf die Beziehung fokussiert ist und andere wichtige Wertesäulen vernachlässigt. Wenn sich das gesamte Leben bei einer bevorstehenden Trennung wie ein „Dammbruch" anfühlt und es sonst nichts mehr gibt, was Halt bietet, bedarf es oftmals einer Auseinandersetzung mit den Werteprioritäten. Übersteigerte, gar pyramidale und verti-

kal ausgerichtete Wertepräferenzen gehen mit einem erhöhten Erwartungs- und Erfüllungsanspruch an sich selbst und auch an andere einher. Ob das Leben gelingt, wäre dann nur von einem einzigen Ziel bzw. Wert abhängig, im Fall von Markus wäre dies die partnerschaftliche Beziehung. Hingegen schafft eine horizontale Werteausrichtung ein krisentaugliches Lebensfundament, das auch bei massiven Erschütterungen nicht (gänzlich) zerfällt.

Das Erstgespräch

Im Erstgespräch erzählte Markus, dass er *„an sich arbeiten"* und belastende Erfahrungen loswerden wolle. *„Ich habe alles zerstört und werde alles für die drei tun, um sie künftig besser unterstützen zu können."* Die „drei", von denen Markus sprach, waren seine Partnerin Patricia, die gemeinsame Tochter Lara und Patricias Sohn aus erster Ehe, Florian. Er bereue es zutiefst, nicht schon eher Hilfe in Anspruch genommen zu haben. Aktuell sei er auf Wohnungssuche, so Markus.

Die erste Sitzung: Genogramm-Arbeit und Prägungsgeschichten

Markus brachte ein Buch mit. Es handelt vom sorgsamen Umgang mit dem „inneren Kind". Patricia hat es ihm empfohlen. Er vermutet den Ursprung seiner aktuellen Probleme in der Zeit der Kindheit und Jugend. Erleichtert berichtet er, dass Patricia ihm nochmals eine Chance gebe und er noch bei ihr wohnen könne. Die beiden versuchen den gemeinsamen Neubeginn. Die Wände in der Wohnung werden nun farbig gestrichen, altes und längst nicht mehr Gebrauchtes wird aussortiert.

Wir beginnen mit dem Skizzieren eines Genogramms, bei dem durch Symbole verwandtschaftliche Zusammenhänge und Beziehungen zu zentralen intra- und extrafamiliären Bezugspersonen grafisch dargestellt werden. Prägende Erfahrungen und deren möglichen Zusammenhänge können im Genogramm aus distanzierter Sicht betrachtet werden. Zu den einzelnen Personen können nach und nach Beziehungsgeschichten erzählt werden, Belastendes ebenso wie Freudvolles. Die Arbeit mit einem Genogramm kann den gesamten Beratungsprozess begleiten. Abbildung 30 zeigt die Genogramm-Symbolik:

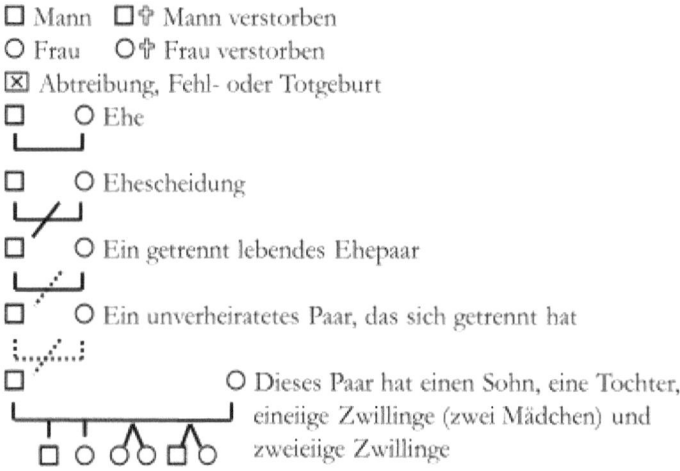

Abbildung 29: Genogrammsprache

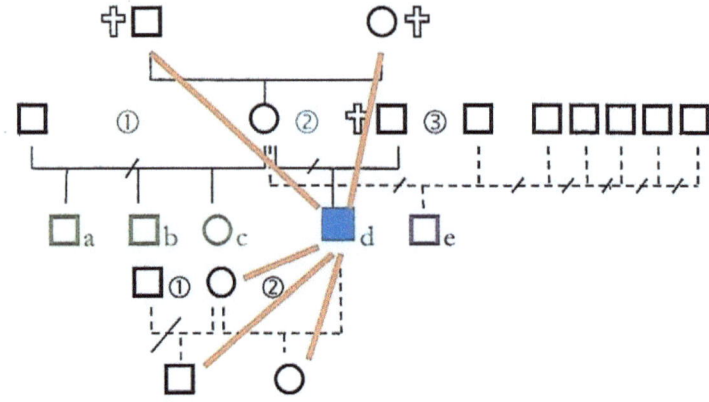

Abbildung 30: Das Genogramm von Markus' Familie

Markus, 40 Jahre, (■d) hat vier Halbgeschwister. Zwei Brüder und eine Schwester aus der ersten Ehe (①) seiner Mutter (□a □b ○c). Er ist das Kind aus der zweiten ehelichen Verbindung seiner Mutter (②). Sein leiblicher Vater starb an den Folgen einer Alkoholerkrankung, noch von Markus' Geburt. Zu diesem Zeitpunkt war die eheliche Verbindung seiner Eltern bereits aufgelöst. Als Markus 11 Jahre alt war, kam sein dritter Halbbruder „Peter" (□e) aus einer weiteren und nicht ehelichen Beziehung der Mutter (③) zur Welt. Wie im Genogramm ersichtlich, unterhielt die Mutter zu mehreren Männern partnerschaftliche Beziehungen, die allesamt entweder alkohol- und/oder drogenabhängig, zudem gewalttätig waren. Um deren Süchte zu finanzieren, nahm die Mutter Kredite auf. Die Rückzahlungsverpflichtungen überstiegen jedoch bei Weitem ihre finanziellen Möglichkeiten. Sie geriet in eine Verschuldungskrise, von der sie sich nicht mehr erholte. Durch die körperlichen und psychischen Folgen jahrzehntelangen Alkoholkonsums und einer Vielzahl an traumatischen Beziehungserfahrungen wurde sie arbeitsunfähig. In einer Haltung der Gleichgültigkeit und „*weil ja eh schon alles wurscht war*", so erzählte Markus, lebte sie „*in Saus und*

Braus.“ Die Vielzahl an Beziehungen der Mutter fand im Genogramm nur teilweise Platz.

Die Beziehung zu den Großeltern

Eine besonders innige Beziehung hatte Markus zu seinen bereits verstorbenen Großeltern mütterlicherseits (orangefarbene Linien). Sein Opa nahm ihn zu Waldarbeiten mit, seine Oma verwöhnte ihn mit köstlichen Kuchen. Die Großeltern pflegten auch zueinander einen wertschätzenden Kontakt. Markus weiß, dass sein Arbeitseifer *„vom Opa kam.“* Bis zu seinem dritten Lebensjahr lebten Markus und seine Mutter im Haus der Großeltern.

Fehlende Informationen über den verstorbenen Vater

Zur Familie seines Vaters gab es keinen Kontakt. Die Mutter hatte Markus nie vom Vater erzählt oder ihm ein Foto von ihm gezeigt. Sie wich den Fragen über seinen Vater aus. Lediglich händigte ihm die Mutter die Geburtsurkunde des Vaters aus: *„Das ist das Einzige, was mich mit meinem Papi verbindet.“* Würde Markus jemals ein Foto von seinem Vater sehen dürfen, würde er auch die Geschichte zu den Fotos wissen wollen, erzählte er mir.

Die drei älteren Halbgeschwister lebten in einem SOS-Kinderdorf

Seine drei älteren Halbgeschwister lebten in einem SOS-Kinderdorf, weil der Mutter die Obsorge wegen der Gefährdung des Kindeswohls entzogen worden war. Seine Halbgeschwister lernte Markus erstmals im Erwachsenenalter und nur flüchtig kennen. Zuvor gab es keinerlei Kontakt: *„Sie waren nie Thema für mich.“*

Ein jahrelanges Martyrium beginnt

Markus' Aufwachsen war bis zum dritten Lebensjahr unbelastet, da die Großeltern sich seiner annahmen. Danach übersiedelte die Mutter mit Markus in eine andere Stadt, wo ein Martyrium für ihn begann: Gewalthandlungen gegenüber Markus und seiner Mutter durch deren Partner. Alle hatten sie eine desaströse Vorbildwirkung auf Markus. Sie ermutigten ihn zum Konsum von Alkohol und Drogen. Wenn Markus geschlagen wurde, verhielt sich seine Mutter *„gleichgültig"*. Sie unternahm nichts, um ihn vor den Schlägen zu schützen. Einer der Männer missbrauchte Markus sexuell zwischen dem 11. und 16. Lebensjahr.

Markus kommt in ein Heim, Peter lebt bei einer Pflegefamilie

Die *„Zeit des Grauens"* endete, als der Mutter die Obsorge über Markus und Peter entzogen wurde. Die Halbbrüder wurden getrennt. Markus kam in ein Heim und Peter übersiedelte zu einer Pflegefamilie. Markus: *„Das war die größte Katastrophe meines Lebens."* Im Alter von 18 Jahren bezog Markus erstmals eine eigene Wohnung. So oft er nur konnte, besuchte er Peter. Für ihn fühlte er sich verantwortlich. Wegen eines belanglosen Streits brach jedoch der Kontakt zu Peter vor etwa 20 Jahren ab. Markus spürt seither, dass es Peter *„gar nicht gut geht."*

Die zweite Sitzung: Hinderliche Dynamiken und Einstellungsmodulation zur Erhellung der menschlichen Größe

Im Rahmen der Therapie müssen nicht alle Themen, die sich für eine „Aufarbeitung" anbieten, aufgegriffen werden. Im Fall von Markus lag eine thematische Fülle vor und bot Material für eine lebenslange Beratung oder Therapie. Doch viel größer noch als die Problemfülle war das Füllhorn an Ressourcen, Begabungen, Einsichten und Lebensweisen, die Markus gerade durch die vielfachen Lebensherausforderungen gewonnen hatte. Und diese Schatztruhe sollte nun geöffnet werden, um deren Inhalt für das künftige Leben nutzbar zu machen.

Es galt, den therapeutischen Auftrag klar zu fassen, dabei stets das therapeutische Ziel und die Schatztruhe im Blick behaltend: Was genau sollte im Rahmen der Therapie besprochen werden und mit welchem Ziel? Nicht immer können Klient*innen den Auftrag genau benennen, weshalb sie Angebote seitens der Therapeut*innen benötigen, und zwar auf Basis des Erstgespräches, der aktuellen Problemlagen und der Informationen aus dem Genogramm. Zu bedenken ist, dass der Auftrag der Klient*innen, und nicht jener der Therapeut*innen, bearbeitet wird. Um dem vorzubeugen, bedarf es für die professionellen Helfenden einer regelmäßigen Supervision und/oder Selbsterfahrung. Bei Markus lag das Therapieziel darin, hinderliche Verhaltensweisen im Kontext der eigenen Lebensgeschichte zu verstehen, um wieder eine erfüllte Beziehung mit Patricia und den Kindern leben zu können. Daher begannen wir zunächst damit, hinderliche Verhaltensweisen zu sammeln.

Bereits am Beginn einer therapeutischen Sitzung denke ich an das Ende. Markus soll seelisch aufgerichtet und keinesfalls beschämt nach Hause gehen, weshalb ich bei der nächstbesten Gelegenheit seine menschliche Größe aufleuchten lassen werde.

* * *

Therapeutin: *„Bitte erzähl mir von deinen Verhaltensweisen, die sich im Zusammenleben mit deiner Familie, zu Patricia, Florian und Lara, oftmals als problematisch erweisen."*

Markus: *„Mit Sicherheit ist mein Sinn für Gerechtigkeit ein Hindernis."*

Therapeutin: *„Inwiefern? Weil er so stark ausgeprägt ist?"*

Markus: *„Ja. Ich gehe mit mir selbst sehr hart ins Gericht und mit anderen noch mehr. Auch mein Ehrgeiz macht mir Probleme, in der Arbeit und vor allem gegenüber Florian."*

Therapeutin: *„Ehrgeiz ist ja eine tolle Eigenschaft und hilft beim Erreichen von Zielen. Dein Chef schätzt diese Eigenschaft wohl sehr. Mitarbeiter wie du es bist, sind in der Arbeitswelt begehrt. Doch wenn dein Einsatz in Verbissenheit umschlägt, hat er vielleicht kontraproduktive Wirkung. Wie siehst du das?"*

Markus: *„Ja, für die Firma ist mein Ehrgeiz nur gut. Daheim löse ich damit aber Stress aus, vor allem bei Florian. Ständig sollte er für die Schule* *lernen und er hätte keine freie Minute mehr, wenn es nach mir ginge. Wenn etwas nicht so perfekt läuft, wie ich das will, dann bin ich sauer."*

Therapeutin: *„Und wie zeigt sich das ‚Sauersein'?"*

Markus: *„Indem ich total zumache, niemanden mehr an mich ranlasse und nichts mehr rede. Und das bringt mich mit Sicherheit auch nicht weiter."*

Therapeutin: *„Kannst du mir vielleicht noch eine weitere Situation schildern, in der dein starker Gerechtigkeitssinn anschlägt?"*

Markus: *„Wenn ich zum Beispiel an die Schwester von Patricia, sie heißt Bianca, denke, dann stört mich an ihr extrem, dass sie Patricia nicht wertschätzt. Patricia hilft ihr so viel und für Bianca ist alles selbstverständlich: die Hilfe im Haushalt oder die Aufsicht der Kinder. Und ich frage mich, warum sagt Patricia nicht einfach: ‚Hey, ich arbeite für dich und du hängst nur faul herum!' Ich sage halt da schon meine Meinung, mittlerweile* (seit der Beziehungskrise) *zwar verschönert, aber eigentlich bin ich ein sehr direkter Mensch und überlege nicht, bevor ich den Mund aufmache. Ich finde, sie nutzt Patricia nur aus. Umgekehrt täte Bianca all das nicht für Patricia. Respektvoll ist das nicht."*

Therapeutin: *„So wie du mir das schilderst, ist das für mich gut nachvollziehbar. Ich habe soeben einige hinderliche Dynamiken, die du genannt hast, notiert. Bitte hör sie an und sag mir dann, ob ein Punkt fehlt. Dich stört …*

◊ *dein starker Gerechtigkeitssinn,*

◊ *dein übermäßiger Ehrgeiz und Perfektionsstreben vor allem in Bezug auf Florian,*

◊ *deine impulsiven Reaktionen, ohne dabei vorher nachzudenken,*

◊ *der Rückzug nach innen und der Abbruch der Kommunikation, wenn du gekränkt oder verärgert bist."*

Markus: *„Ja. Genauso reagiere ich."*

Therapeutin: *„Fehlt ein hinderliches Verhalten? Lass dir ruhig Zeit."*

Markus (denkt eine Weile nach): „*Eigentlich nicht.*"

Nun wähle ich ein störendes Verhalten aus und begleite Markus im Prozess der Einstellungsmodulation. Wie zuvor angedeutet, möchte ich ihn in seinem Person-Sein stärken. Ich entscheide mich für das zuerst genannte hinderliche Verhalten, den zu starken Gerechtigkeitssinn.

Therapeutin: „*Über die Situation mit Patricia und ihrer Schwester, die bei dir das Gefühl von Ungerechtigkeit auslöst, möchte ich bitte genauer mit dir reden.*"

Markus: „*Mhm.*"

Therapeutin: „*Verstehe ich das richtig: Bianca würde deiner Meinung nach dann einen respektvollen Umgang gegenüber Patrizia pflegen, wenn sie Patrizias Einsatz durch eine etwa gleichwertige Leistung ausgleichen würde. Stimmt das so?*"

Markus: „*Ja. Denn so bringt sie Patricia nicht den nötigen Respekt entgegen.*"

Therapeutin: „*Und wie wirkt sich dein Ärger auf die Beziehung zu Patricia aus?*"

Markus: „*Ich versuche ihr ständig klarzumachen, dass sie es bleiben lassen soll. Die* (Bianca) *soll sich selber um ihre Kinder kümmern und nicht faul herumhängen.*"

Therapeutin: „*Hältst du es für möglich, dass Patricia auf einer ganz anderen Ebene einen Ausgleich von Bianca bekommt? Vielleicht braucht sie auch gar keinen Ausgleich, sondern erachtet ihre Hilfe einfach für sinnvoll? Vielleicht der Liebe zu ihrer Schwester wegen?*"

Ich versuche das „geistige Fenster" für einen tiefer liegenden Sinn ein Stück weit zu öffnen.

Markus: „*Ich weiß nicht …*" (denkt nach)

Therapeutin: „*Was könnte das sein?*"

Nachdenkprozesse und damit einhergehende Momente bis Minuten der Stille sollten nicht voreilig unterbrochen werden. Sie sind wesentlich bei der Arbeit an der Einstellung.

Markus: „*Naja. Bianca ist die Jüngere und hat sich im Leben nie wirklich leichtgetan. So viel ich von Patricia weiß, ist sie Legasthenikerin.*"

Therapeutin: „*Patricia fragt vielleicht nicht: ‚Welche Gegenleistung bekomme ich?‘, sondern: ‚Wofür ist es wert, unabhängig von einer Gegenleistung Bianca dennoch zu helfen?‘ Vielleicht ist für sie die Schwesternbeziehung so wertvoll, dass sie mehr für Bianca tut, als sie von dieser erwarten kann?*"

Markus: „*Ja schon. Aber ich finde trotzdem: Wenn wer nur gibt und nichts dafür bekommt, ist das nicht fair.*"

Therapeutin: „*Gemessen am Prinzip der Fairness hast du wohl recht. Gemessen an der Liebe könntest du dich möglicherweise irren. Denn die Gaben der Liebe liegen im Gefühlsbereich, nicht unbedingt im materiellen und somit sichtbaren Bereich.*"

Markus: „*Ich kenne die beiden ja erst seit vier Jahren. Vielleicht gibt es da etwas, was ich nicht weiß.*"

Therapeutin: 2*Und was vielleicht zur Lebens- und Erlebensgeschichte der beiden Schwestern gehört, also eine jahrzehntelange Prägungsgeschichte hat.*"

* * *

Nun beginnt die Veränderungsarbeit durch Erhellung des „blinden Flecks". Vieles deutet im Erstgespräch und im Genogramm darauf hin, dass Markus entgegen aller Vernunft dennoch seinen Liebsten, etwa seiner Mutter, hilfreich zur Seite stand.

* * *

Therapeutin: „*Hast du vielleicht auch schon einmal mehr oder sogar viel mehr gegeben, als du bekommen hast?*"

Markus: „*Ja schon. Für Peter hätte ich alles gegeben. Sogar mein Leben. Wenn einer auf ihn eingeprügelt hat, da bin ich groß geworden und hab mich dem Schläger entgegengestellt. Die hätten auf mich eindreschen können, aber Peter wäre nix passiert.*"

Therapeutin: „*Weshalb hättest du für Peter dein Leben gegeben? Weshalb hast du Prügel für ihn riskiert?*"

Markus: „*Weil er ein Kind war. Und ich hatte ja nur ihn. Er war mein Ein und Alles. Es hätte ihn sonst keiner beschützt.*"

Therapeutin: „*Genau. Du bist über dich hinausgewachsen in dieser schwierigen Situation. Ich kann mir vorstellen, wie euch die gemeinsamen Jahre des Aufwachsens zusammengeschweißt haben. Hm ... und dennoch: eigentlich wenig Lohn für einen hohen Einsatz. Findest du nicht? Immerhin hättest du, um Peter zu schützen, sogar dein eigenes Leben geopfert.*"

Markus wirkt tief betroffen, traurig.

Therapeutin: „*Bitte denk auch an deine Mutter, die du mit Geld unterstützt. Wie sieht zwischen euch das Verhältnis zwischen Geben und Nehmen aus?*"

Markus: „*Ich gebe ihr alles und sie gibt mir nichts.*"

Therapeutin: „*Weshalb aber gibst du trotzdem, und sogar so viel, dass das Geld deiner eigenen Familie fehlt und deine Beziehung darunter extrem leidet?*"

Markus: „*Weil sie (Mutter) sonst niemanden hat. Sonst würde sie im Suff untergehen und längst unter der Brücke schlafen.*"

Therapeutin: „*Und das möchtest du ihr ersparen. Aber weshalb denn? Ist sie nicht selbst verantwortlich für ihr Leben?*"

Markus: „*Schon, aber sie kann mit Geld nicht umgehen und vom Alkohol kommt sie sowieso nie wieder los. Immerhin ist sie meine Mama.*"

Therapeutin: „*Was genau meinst du damit, wenn du sagst, dass sie deine Mama ist? Hast du sie denn trotz allem lieb?*"

Markus: „*Ja sicher.*"

Therapeutin: „*Und für wie fair hältst du das? Wenn du deiner Mama nur gibst und nichts dafür bekommst? Zuvor hast du gesagt, das wäre doch unfair.*"

Markus: „*Das stimmt schon für mich, in gewisser Weise, und trotzdem möchte ich ihr helfen.*"

Therapeutin: *Dafür danke ich dir, lieber Markus. Dazu sind nur jene Menschen fähig, die ein großes Herz haben. Ich bewundere dich dafür. Du bist für den schwächeren Peter eingestanden. Du verzichtest auf jegliche Gegenleistung von deiner Mutter. Du bist einfach für sie da, weil du sie ehrst und weil sie für sich selbst nur bedingt die Verantwortung übernehmen kann. Das ist menschliche Größe! Du kannst stolz darauf sein.*"

Markus: „*Danke.*"

Therapeutin: „*Lass uns an diesem Punkt innehalten. Bitte notier dir jene Aspekte unseres Gesprächs, die für dich bedeutsam oder neu sind.*"

* * *

Die Intervention des Aufschreibens bedeutsamer bzw. neuer Aspekte in das Therapieheft entschleunigt den Gesprächsprozess und gibt Raum für das Aussprechen weiterer Gedanken oder zur Klärung offener Fragen. Ich vertraue darauf, dass Markus das für ihn Wichtige festhält, um es später nachlesen zu können.

Die dritte Sitzung: Die Prägungsgeschichten hinter den Dynamiken

Im Zuge der zweiten Sitzung thematisierten wir vertiefend jene Dynamiken, die sich aus Sicht von Markus für seine Beziehungs- und Lebensqualität als hinderlich erweisen: ein starker Gerechtigkeitssinn, übermäßiger Ehrgeiz und Perfektionsstreben, vor allem in Bezug auf Florian, impulsives Reden, ohne vorher nachzudenken, Rückzug nach innen und Abbruch der Kommunikation bei

Kränkung. Um eine Veränderung herbeiführen zu können, wenden wir uns zunächst der Prägungsgeschichte von Markus zu. Hierzu verwende ich das Aufstellungsbrett.

Das Aufstellungsbrett

Der Markt bietet eine große Auswahl an Aufstellungsbrettern und Figurensets, die nach Belieben erweitert werden können. In der Regel haben Familienbretter, sie werden auch als Aufstellungs- oder Systembretter bezeichnet, die Maße von 50 cm x 50 cm und eine Einkerbung am äußeren Brettrand, den „Feldrahmen". Die Bretter können für Familien-, Organisations- und Strukturaufstellungen verwendet werden. Es gibt Figuren mit und ohne Gesichter und/oder Abschrägungen am oberen Ende der Figur, auch gibt es ein- und verschiedenfarbige Figuren. Ein Figurensatz besteht aus ca. 20 Figuren. Kleine Podeste erlauben die Höherpositionierung von Figuren.

Mein Familienbrett wurde in wertvoller Handarbeit in einer geschützten Werkstätte aus Buchenholz gefertigt. Eckige Figuren symbolisieren männliche Personen, runde stehen für weibliche. Alle Figuren gibt es in drei unterschiedlichen Größen: kleine, mittelgroße und große. Anhand der Größenunterschiede werden beispielsweise Altersunterschiede, Prestige, Einfluss einer Person usw. dargestellt. Die Abschrägungen im oberen Figurenbereich beziehen sich auf unbewusste Orientierungen von Personen. Zu beobachten ist, wohin sich eine Person orientiert, wem sie zu- oder abgewandt ist. Droht beispielshalber ein Familienmitglied aus dem familiären Bündnis herauszufallen, etwa durch Kontaktabbruch oder Suizid, stehen diese Figuren oftmals am Rand oder außerhalb des Feldrahmens. Auch von einer sozialen oder religiösen Gemeinschaft ausgeschlossene Personen finden oftmals außerhalb des Aufstellungsfeldes ihren Platz und werden nahe am Feldrahmen platziert. Deutlich wird beispielsweise auch, welche Personen Allianzen bzw. Koalitionen bilden.

Aufstellungen können auch mittels Holz-, Lego- oder Märchenfiguren, Tieren, auch mit Steinen unterschiedlicher Formen, Größen und Farben erfolgen. Diverse Symbole können zusätzlich zur Darstellung für bestimmte Bedürfnisse, Gefühle, Ressourcen, Charakteristika und Ziele verwendet werden, z. B. stehen die Schildkröte für das Rückzugsbedürfnis, das Reibeisen für Konflikte, die Eule für die Weisheit, die Sanduhr für die Endlichkeit des Lebens, die Muschel mit der Perle für Wandlung, das Herz für die Liebe, das Klavier für die Kreativität und das Vögelchen für Freiheit und Leichtigkeit.

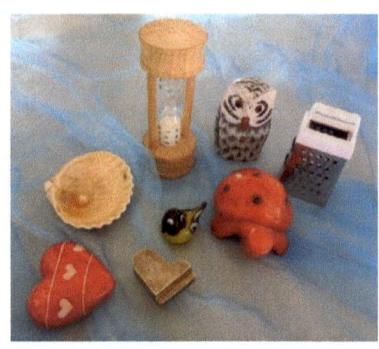

Abbildung 31: Symbole bereichern die Aufstellungsarbeit

Die Möglichkeiten, eine Aufstellung auf einem Brett als Intervention im Rahmen von Beratung einzusetzen, sind vielfältig. Bedeutsam ist eine strukturierte Vorgehensweise: Auftragsklärung, Zielsetzung(en), Durchführung passender Interventionen. Menschen können die intrafamiliären Bindungen zurück bis etwa zum sechsten Lebensjahr gut erinnern. Einige wenige können noch länger zurückliegende Erinnerungen abrufen.

Aufstellungsarbeit und Zielsetzungen

Eine Aufstellung hat beispielsweise folgende Zielsetzungen:

◊ Analysieren, Verstehen und Verändern von Beziehungs- und Kommunikationsmustern und Verhaltensweisen, in Bezug auf Einzelpersonen und Personengruppen, ggfs. vor dem Hintergrund persönlicher Sozialisation und Historie,

◊ Analysieren und Verstehen von generationenspezifischen und -übergreifenden Werteorientierungen und deren Einfluss auf das Entscheidungsverhalten,

◊ Sichtbarmachung des Ausmaßes an Belastendem, Gelungenem, Entwicklungspotenzialen usw.,

◊ Sichtbarmachung des erfahrenen und erwünschten Verhältnisses zwischen Nähe und Distanz,

◊ Erkennen von vorhandenen und nicht (mehr) bewussten Ressourcen,

◊ Reaktivieren und Entwickeln neuer Bewältigungsweisen in herausfordernden Lebenslagen,

◊ Entwerfen von realitätsnahen und umsetzbaren Lösungswegen und Experimentieren damit usw.

Welche Lebensphase oder -situation soll am Familienbrett aufgestellt werden?

Im Zuge der Genogrammarbeit bekomme ich bereits durch die begleitenden Erzählungen der Klient*innen einen ersten Eindruck davon, welche Personen und Lebensphasen positiv besetzt und welche problematisch sind. Beispielsweise wähle ich für eine erste Aufstellung eine Zeit, in der die Klient*innen ihr Leben als *„schön"*, *„unbeschwert"* oder *„frei"* beschreiben, um mehr über zentrale Bezugspersonen und deren Vorbildwirkung zu erfahren, weil sie in aktuellen Krisenzeiten eine wichtige Ressource zur Bewältigung derselben bedeuten könnten. Es ist nicht unbedeutend, ob eine Bezugsperson noch lebt oder bereits verstorben ist. Aufstellungen, die besonders belastende Lebenslagen repräsentieren, geben nicht nur Aufschluss über Konfliktbesetztes, sondern auch über unbewusste Bewältigungs- und Abwehrweisen, die wiederum zur Klärung gegenwärtiger Fragestellungen hilfreich sein können. Zu den unbewussten Abwehrmechanismen zählen beispielsweise Regression, Verdrängung oder Intellektualisierung. Abwehrmechanismen sind vor allem dann interessant, wenn Klient*innen zum Beispiel sagen: *„Ich weiß, dass mein Verhalten keinen Sinn macht, und trotzdem kann ich es nicht abstellen"* oder *„Ich verstehe mich selbst nicht; jedenfalls ist das, was und wie ich es tue, unlogisch. "*

Markus wusste, dass die Mutter für ihren Lebensunterhalt selbst aufkommen müsste, dennoch arbeitete er extrem viel, um sie zu versorgen, obwohl er dadurch die Paarbeziehung stark belastete. Dennoch war es ihm nicht möglich, sein Verhalten zu verändern.

Fotografieren einer Aufstellung

Um im Zuge des fortschreitenden Therapieprozesses Bezug auf eine Aufstellung nehmen zu können, fotografiere ich die Aufstellung und füge sie der Dokumentation bei. Klient*innen schätzen es ebenso, eine Fotografie der Aufstellung zu machen. Vielleicht wollen sie wesentliche Erkenntnisse mit nahen Bezugspersonen besprechen und teilen.

Zwei Aufstellungen am Familienbrett durch Markus

Ich entscheide mich für zwei Aufstellungen: Die erste bezieht sich auf die Zeit, als Markus sechs Jahre alt war. Die zweite gibt Einblick in die Zeit seiner Jugend, etwa im Zeitraum zwischen 12 und 14 Jahren. Die Nummernfolge in den Abbildungen bezieht sich auf die Reihenfolge, in der die einzelnen Figuren von Markus aufgestellt wurden.

Die erste Aufstellung – Markus ist sechs Jahre alt

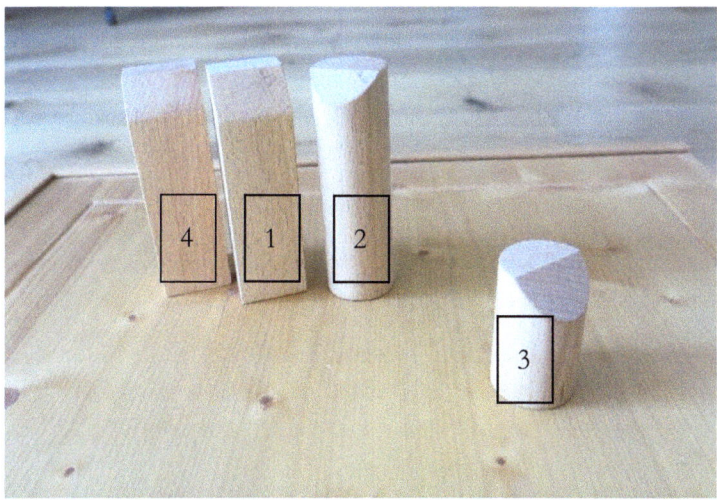

Abbildung 32: Erste Aufstellung am Familienbrett. Der Klient ist sechs Jahre alt. Die Nummerierung entspricht der Reihenfolge der Figurenaufstellung

Bei der oben abgebildeten Aufstellung positionierte Markus zuerst den Großvater (1) und rechts von ihm die Großmutter (2) mütterlicherseits. Im vorderen Bereich und etwas abgewandt von den Eltern steht die Mutter von Markus (3), die durch eine Figur mittlerer Größe repräsentiert wird. Für sich selbst wählte Markus erst dann eine Figur, nachdem ich ihn gefragt hatte, wer denn möglicherweise noch zur Familie gehöre und am Brett fehle. Nachdem er eine Weile ratlos vor dem Brett gesessen hatte, platzierte er schließlich eine Figur, stellvertretend für ihn selbst, neben den Großvater (4).

Prozess und Bedeutungsgehalt der Aufstellung

Nachdem die Aufstellung aus Sicht der Klient*innen abgeschlossen ist, wird der Ablauf des Aufstellens von einzelnen Personen besprochen. Als Therapeutin meide ich vorschnelle Interpretationen, sondern stelle vorerst nur offene Fragen und übergebe das

Wort an die Klient*innen. Wichtig ist, zunächst nur den Prozess zu beschreiben, um diesen in einem nächsten Schritt, und mit Bezug auf den lebensgeschichtlichen Kontext, zu deuten. Der Dialog zum Bedeutungsgehalt der Aufstellung erfolgt klar am Beratungsauftrag und mit Fokus auf die zuvor gesetzten Ziele. Auszugsweise wird der Dialog zwischen mir und Markus dargelegt.

* * *

Therapeutin: *„Bitte vergegenwärtige dir nochmals die Reihenfolge, in der du die einzelnen Figuren aufgestellt hast. Was fällt dir dabei auf?"*

Markus: *„Mir fällt auf, dass ich meinen Opa zuerst hingestellt habe und auch die Oma. Der Opa war für mich immer da. Er hat mich mit in den Wald genommen und ich durfte mit ihm auf dem Traktor fahren. Bei der Oma gab es immer guten Kuchen für mich."*

Therapeutin: *„Fällt dir sonst noch etwas auf?"*

Markus (denkt nach): *„Dass die Mama so weit weg steht, ja, sie war für mich halt nicht da. Sie hatte ja gerade die zweite Scheidung, und die ersten drei Kinder wurden ihr weggenommen. Sie kamen alle in SOS-Kinderheime."*

* * *

Markus fällt Folgendes nicht auf: Dass seine Figur, die ihn im Alter von sechs Jahren repräsentiert, dieselbe Größe hat wie die seines Großvaters, und dass er für die Mutter eine mittelgroße Figur gewählt hatte. Dass er vergessen hatte, sich selbst auch aufzustellen, war ihm nicht bewusst. Ohne diese Beobachtung zu deuten, führe ich den Gesprächsprozess durch weitere offene Fragen weiter:

* * *

Therapeutin: *„Du hast verschiedenen Größen für die einzelnen Personen gewählt. Wie erklärst du dir, dass du als Sechsjähriger so groß bist wie die Großeltern und deine Mutter bedeutend kleiner ist als du selbst?"*

Markus: „*Wahrscheinlich deswegen, weil es meiner Mutter ja nicht gut ging. Aber ich sah sie ja kaum. Der Opa war für mich einfach alles. Die Mama habe ich gar nicht so wahrgenommen.*"

* * *

Therapeutin: „*Wie sind denn die Großeltern miteinander umgegangen?*"

Markus: „*Die hatten eigentlich eine sehr herzliche Beziehung miteinander. Obwohl sie schon so lange verheiratet waren, haben sie sich total super verstanden.*"

Die zweite Aufstellung – Markus im Alter von 12–14 Jahren

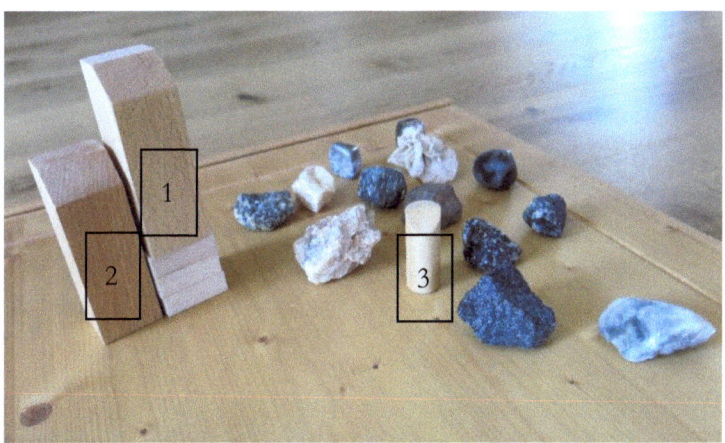

Abbildung 33: Aufstellung am Familienbrett. Der Klient ist zwischen 12 und 14 Jahre alt. Die Nummerierung entspricht der Reihenfolge der Figurenaufstellung

Therapeutin: „*Bitte stell die zentralen Personen in deinem Leben auf, egal, ob sie für dich positiv oder negativ besetzt waren. Lass dich beim Aufstellen ruhig wieder von deiner Intuition leiten.*"

Markus wählt bei dieser Aufstellung für sich selbst eine große Figur (1). Seine Mutter wird durch eine kleine Figur (3), entfernt von ihm stehend, aufgestellt (2).

Markus: „*Es gibt eine männliche Bekanntschaft meiner Mutter, die mir ganz negativ, also ganz, ganz negativ, eigentlich nur negativ in Erinnerung ist.*"

Therapeutin: „*Inwiefern war dieser Mann für dich so negativ?*"

Markus (denkt nach): „*Naja ... er hat mich ... ich denke, er hat es ausgenutzt, dass da keine männliche Bezugsperson, kein Papa oder so da war. Er hat mich zum Beispiel so genommen und hat mich zum Rauchen verleitet oder auch zum Trinken von Alkohol, und ich sollte der Schule fernbleiben. Ich habe dann sechs Monate gefehlt und bin dann natürlich auch sitzen geblieben. Ich verbinde auch eine Geschichte mit ihm* (seufzt, atmet schwer), *über das Thema habe ich nur mit einem einzigen Menschen in meinem Leben geredet und das war meine Patrizia. Obwohl der Raucher und Alkoholiker war ... dennoch war er eigentlich auch ein Vorbild für mich.*"

Therapeutin: „*Wie lange war er der Partner deiner Mutter?*"

Markus: „*Ach, die waren nie wirklich zusammen. Er wohnte nicht weit weg von uns. Aber ich hatte über längere Zeit mit ihm dann noch Kontakt, bis ich 15 Jahre alt war, also insgesamt ungefähr fünf Jahre. Aber er hat mich auch fasziniert. Er hatte schon einen Computer und wir hatten zu Hause nicht einmal einen Fernseher. Und so war ich halt nach der Schule oft bei ihm. Dann erst bin ich nach Hause gegangen.*"

Therapeutin: „*Bitte, Markus, wähl für diesen Mann ein Symbol.*"

Markus wählt aus einer Schachtel, in der sich verschiedene Steine befinden, einen großen schwarzen und platziert ihn neben sich.

Therapeutin: „*Hat er dich bedrängt oder hast du etwas beobachtet, was dir nachhaltig so negativ in Erinnerung ist? Ein „Ja" oder „Nein" würde völlig genügen.*"

Markus: „*Also ich würde das als sexuellen Missbrauch bezeichnen.*"

Therapeutin: „*Hat er sich befriedigt und du solltest zusehen, oder hat er dich berührt?*"

Markus: „*Er hat sich selbst befriedigt. Trotzdem – für mich war das kein Spaß. Ich habe das später gemerkt, dass ich in Bezug auf Frauen sexuell total unerfahren war.*"

Therapeutin: „*Eine zärtliche und achtsame Sexualität zu leben, war schwer für dich.*"

Markus: „*Eigentlich habe ich innerlich einen Hass auf Frauen entwickelt. Ich war ihnen gegenüber sogar abwertend. Das wäre sicher anders gewesen, wenn ich nicht dieses Vorbild gehabt hätte.*"

Therapeutin: „*Wusste deine Mutter davon?*"

Markus: „*Nein. Sicher nicht. Mit den Jahren wurde ich stärker. Ich habe meine eigene Sicht entwickelt und habe gesagt ‚Nein'.*"

Therapeutin: „*Konntest du dich dann durch den Auszug von zu Hause befreien?*"

Markus: „*Ja. Weil alles, was in dem Alter für einen Buben interessant ist, Kabelfernsehen und Konsole spielen, das hat mich halt angezogen. Und damit ich das alles haben konnte, habe ich den Scheiß zugelassen. Es war halt einfach so. Dann, mit 16 oder 17 Jahren, habe ich gesagt, das kann es ja nicht sein, und habe den Kontakt zu ihm abgebrochen.*"

Therapeutin: „*Das war eine sehr negative Begegnung für dich. Gab es auch Menschen, die dir wohlwollend in dieser Zeit zur Seite standen?*"

Markus: „*Positive gab es gar keine. Nein. Aber wenn ich jetzt nach dem gehe, wie viele mich geschlagen haben, da könnte ich das Brett vollstellen. Also einen habe ich auch noch in Erinnerung. Der war mit Mama ziemlich lange in einer Beziehung und mit dem hat wieder so ein Scheiß angefangen. Da war Peter schon auf der Welt. Der hat dann meine Mama geschlagen und mich auch. Aber bei dem war es langsam schon so, dass ich mich auf die Beine gestellt habe und ihm mit körperlicher Kraft, nicht mit Gewalt, gezeigt habe, so geht das nicht.*"

Therapeutin: „*Bitte wähl auch für diesen Mann einen Stein.*"

Auch für diesen Mann wählt Markus einen Stein.

Therapeutin: „*Das heißt, du warst innerlich schon stärker.*"

Markus: „*Genau. Da Peter noch ein Baby war und er Schutz benötigte, bin ich mit Sicherheit noch mehr gewachsen.*"

Therapeutin: „*Wie stark warst du in dieser Zeit? Bitte versuch, das darzustellen. Es gibt beispielsweise kleine Holzpodeste, die du unter deine Figur legen kannst.*"

Markus erhöht sich selbst, indem er sich auf ein Podest stellt. Dann wählt er ein weiteres und noch eines.

Markus: „*Ich war viel mit Peter allein. Ich habe ja viele Aufgaben von meiner Mama übernommen. Sie hat sich mit verschiedenen Männern die Nächte um die Ohren geschlagen, unter Alkoholeinfluss, und ich war dann mit Peter ganz allein.*"

Therapeutin: „*Wie hat deine Mutter reagiert, als sie geschlagen wurde?*"

Markus: „*Gar nicht.*"

Therapeutin: „*Und wie hat sie reagiert, wenn du dich gegen die Schläge gewehrt hast?*"

Markus: „*Auch gar nicht. Das war ja meine Geschichte. Ich hatte nie das Gefühl, dass meine Mama hinter mir steht, auch nicht, dass sie irgendetwas dagegen macht, sodass ich einfach Kind sein kann.*"

Therapeutin: „*Bitte stell nun alle Männer, die dein Aufwachsen begleitet und geprägt haben, auf das Brett. Nur um zu sehen, wie viele es in etwa waren.*"

Markus: „*Meine Mama hat nie eingegriffen oder die Typen davon abgehalten, dass sie mich schlagen.*"

Markus legt nach und nach Steine auf das Brett.

Therapeutin: „*Dennoch hast du die Schule abgeschlossen. Das ist eine enorme Leistung unter diesen Bedingungen. Woher hast du die Kraft genommen?*"

Markus: „*Durch Peter. Er hat mich gebraucht. Ich bin von der Schule heim und war für ihn da: habe Essen gerichtet, Hausaufgaben gemacht. Die Mama war immer unterwegs.*"

Therapeutin: „*Peter war für dich die sinnvolle Aufgabe.*"

Markus: „*Ja.*"

Therapeutin: „*Und deine Rettung.*"

Markus: „*Ja.*"

Therapeutin: „*Sag, welche drei Eigenschaften charakterisieren deine Mutter in besonderer Weise?*"

Markus (denkt minutenlang nach): „*Gleichgültig, sorglos, egoistisch.*"

Therapeutin: „*Danke für dein Vertrauen, dass du mir so viel erzählt hast. Es ist erstaunlich, dass du diese Zeit überlebt hast. Wie geht es dir jetzt?*"

Markus: „*Gut. Und ich spüre zu dir Vertrauen. Ich fühle mich gut aufgehoben mit all diesen Themen.*"

Therapeutin: „*Ich schlage vor, wir machen nun eine Pause.*"

* * *

Pausen sind wichtig

Bei einer längeren Sitzungsdauer sollten unbedingt Pausen gemacht werden, um Überforderung und Ermüdung vorzubeugen. Klient*innen notieren sich in diesen Minuten oftmals wesentliche Erkenntnisse oder Fragen, die sie noch beschäftigen. Therapeut*innen können ebenfalls in Ruhe den nächsten Schritt überlegen. Ich stelle gerne Kaffee, Tee, Wasser, eine Schale Obst und auch Kekse bereit, da Bewusstmachungs- und Reflexionsprozesse anstrengend sind, durstig und auch hungrig machen. Nach einer Pause, die auch für einen Rundgang im Garten genutzt werden kann, nehmen wir wieder im Praxisraum Platz. Nach einer kurzen Zusammenfassung der zentralen Erkenntnisse aus den beiden

Aufstellungen erzähle ich Markus von den frühkindlichen Bindungsstilen und bitte ihn, mir zu sagen, welcher Bindungsstil[3] aus seiner Sicht auf ihn am ehesten zutrifft.

* * *

Therapeutin: *„Welchen Bindungsstil hast du erfahren, Markus?"*

Markus: *„Den zweiten und den letzten."*

Therapeutin: *„Also unsicher-vermeidend und desorganisiert mit unverarbeiteten Traumatisierungen."*

Markus: *„Genau. Aber irgendwie doch auch sicher."*

Therapeutin: *„Das heißt, es gab auch eine verlässliche Bezugsperson für dich?"*

Markus: *„Ja sicher, mein Großvater."*

* * *

Bedeutsam für die Bewältigung von Krisen ist zudem eine seelische Widerstandskraft, die als „Resilienz" bezeichnet wird. Diese bildet gewissermaßen das Fundament für eine von Vertrauen und Zuversicht geprägte Lebenshaltung. Voraussetzung für die Ausbildung von resilienten Eigenschaften, etwa einer positiven Lebenseinstellung und ein gestaltender Umgang mit herausfordernden Lebenslagen, ist die Erfahrung einer verlässlichen und beständigen Bindung zu einer Person, das muss nicht die Mutter sein, und somit die Erfahrung einer sicheren Bindung in der frühen Kindheit. Falls einer Person diese Erfahrungen in der Kindheit jedoch verwehrt blieben, kann Resilienz auch noch im späteren Leben nachreifen. Im Beisein seines Großvaters fühlte sich die Welt von Markus sicher an. Von ihm fühlte er sich zutiefst gewollt und geliebt.

---

[3] Siehe Kapitel III zum Thema „Krise aus entwicklungspsychologischer Sicht".

Die vierte Sitzung: Bewusstseins- und Veränderungsarbeit

Therapeutin: „*Dass für dich die Gerechtigkeit so bedeutsam ist, ist nachvollziehbar angesichts der Ungerechtigkeit, die du im Laufe deiner Sozialisation erfahren hast. Du wurdest vernachlässigt, geschlagen und missbraucht. Insofern reagierst du ‚normal‘, wenn auch das Maß noch nicht ganz in der Balance ist. Du hast nun zwei Möglichkeiten, auf diese Erfahrungen zu reagieren bzw. zu antworten: in destruktiver Weise – ‚Ich wurde geschlagen und ich schlage weiter, weil es mir so vorgelebt wurde‘; die konstruktive Reaktion würde lauten: ‚Weil ich weiß, dass Schläge wehtun, mache ich es ganz anders, nämlich besser.‘*“

Markus hört aufmerksam zu.

Therapeutin: „*Hier beginnt dein Freiraum. Du kannst heute entscheiden, wer du sein und wie du dein Leben gestalten möchtest. Und das geht umso besser, je eher du eine sinnvolle Aufgabe hast. Denn durch die Aufgabe entfalten sich deine besonderen Begabungen, die du zugunsten anderer Menschen oder auch zur Erfüllung von Werthaltungen einsetzen kannst. Welche Gedanken gehen dir dazu gerade durch den Sinn?*“

Markus: „*Ich bin bei der sinnvollen Aufgabe hängen geblieben. Und das sind mit Sicherheit meine drei, Patrizia, Lara und Florian.*“

Therapeutin: „*Und früher war es Peter.*“

Markus: „*Genau. Was ich auch sagen möchte: Ich habe in meinem ganzen Leben nie eine Frau geschlagen. Nie. Auch kein Kind.*“

Therapeutin: „*Ja, weil du so viele gute Entscheidungen getroffen hast. Du hättest auch eine andere Wahl treffen können. Das ist eine enorm große Leistung. Da bist du vielen ein Vorbild. Darauf kannst du stolz sein. Ich denke an Menschen, die entweder schwer psychiatrisch erkrankt oder an einer Überdosis Kokain gestorben sind. Es gibt viele Möglichkeiten, um den Schmerz abzutöten. Es ist nicht selbstverständlich, unter diesen Umständen zu überleben.*“

Markus: „*Genau.*“

Therapeutin: „*Lass uns nun den Bogen zu dem spannen, was dir im Alltag oftmals im Wege steht. Du hast in der ersten Stunde erzählt, du hättest einen übermäßigen Gerechtigkeitssinn und gehst oftmals hart ins Gericht. Welchen Bezug siehst du dazu in deinem Leben?*"

Markus: „*Also, ich selbst habe nie Fairness oder Gerechtigkeit erfahren.*"

Therapeutin: „*Das stimmt.*"

Markus: „*Ich musste so stark sein.*"

Therapeutin: „*Du musstest für Peter und auch für die Mama so stark sein. Diese übermäßige Stärke war damals wichtig, um die Prügelknaben und Missbrauchstäter von deinen Liebsten fernzuhalten. Du musstest für Gerechtigkeit sorgen. Heutzutage hingegen ist die Intensität, mit der du nach Gerechtigkeit strebst, unverhältnismäßig, denn deine Partnerin steht selbst mit beiden Beinen im Leben. Patrizia kann gut für sich sorgen.*"

Markus: „*Ah, so ist das. Meine Stärke ist jetzt also zu viel.*"

Therapeutin: „*Ich denke schon. Was damals das Sinnvollste überhaupt war, was du aus kindlicher Perspektive tun konntest, würde heute deine Beziehung zerstören.*"

Markus (nickt verstehend): „*Jetzt wird mir klar, weshalb ich immer Polizist werden wollte*" (lächelt).

Therapeutin: „*Du hast auch erzählt, dass du trotzig und mit Rückzug reagierst, wenn du dich unverstanden fühlst. Siehst du hier auch einen Zusammenhang mit deiner Prägungsgeschichte?*"

Markus: „*Also ich durfte nicht, so wie andere Kinder, einen eigenen Willen haben. Mit Sicherheit habe ich ein Eigenleben entwickelt.*"

Therapeutin: „*Und da war in dir dennoch eine ungeheure Lebensenergie: sich unter diesen Bedingungen auf so ein hohes Podest zu stellen* (ich verweise auf die zweite Aufstellung). *Markus, die Kraft, die du entwickelt hast, um den schwierigen Umständen zu trotzen, ist gigantisch! Ohne den Trotz wärest du nicht in diese Kraft gekommen.*"

Markus: *„Also mir ist klar, dass ich dieses Verhalten jetzt nicht mehr brauche, weil ich heute nicht mehr funktionieren muss. Ich würde nur kaputt machen, was mir das Wichtigste und Liebste in meinem Leben ist, meine Familie."*

Therapeutin: *„Im richtigen Maß sind deine Eigenschaften eine wertvolle Unterstützung für deine Familie. Im Übermaß machst du sie zu hilflosen Menschen, die du dann verteidigen musst."*

Markus: *„Wie kann ich erkennen, ob ich mich zu viel einbringe?"*

Therapeutin: *„Indem du Patricia bittest, dir liebevolles Feedback zu geben."*

Die Sitzung endet mit einer Würdigung von Markus meinerseits.

Therapeutin: *„Du, Markus, und wir alle sollten ein Fest feiern: dass es dich gibt, lieber Markus."*

Markus sollte bis zur nächsten Therapiestunde überlegen, welches Thema für ihn noch bedeutsam wäre. Da antwortete er spontan:

„Da brauche ich nicht lange zu überlegen. Ich will zu Peter den Kontakt aufnehmen."

* * *

Wir trafen uns noch einmal. Drei Monate später erhielt ich von Markus eine ausführliche E-Mail, in der er mir von der rührenden Kontaktaufnahme zu Peter berichtete. *„Ich habe meinen Bruder wiedergefunden"*, schrieb er. Seiner Partnerin servierte er an jedem Sonntag ein Frühstück, um danach ihrem *„liebevollen Feedback"* zu lauschen.

Ein Heimbewohner stürzte sich von der Brücke in den Tod – Pflegekräfte in der Krise

Weil sich ein 92-jähriger Bewohner eines Altenheimes suizidierte, wurde ich um Unterstützung in Form einer Supervision gebeten. Ich kannte das Team in diesem Pflegeheim von zuvor dort abgehaltenen Fortbildungen. Der alte Mann ging mit seinem Rollator zu einer Brücke und stürzte sich in den Tod. Die Brücke ragte über einen breiten Fluss. Von Ferne hatte jemand den Mann von der Brücke fallen gesehen. Eine andere Spaziergängerin sah den Leichnam mit dem Gesicht nach unten im Wasser treiben, ehe dieser versank.

Zwei Tage danach traf ich mit dem Pflegeteam zusammen. Zu diesem Zeitpunkt war der Leichnam noch nicht gefunden. Die mit der pflegerischen Leitung beauftragte Person erzählte mir, dass das Team zusätzlich vom akuten Ableben einer überaus beliebten Heimbewohnerin zutiefst betroffen sei. Darüber hinaus führten Krankenstände infolge einer Influenzawelle, ebenso eine entzündliche Darmviruserkrankung innerhalb des betreuenden Teams, zu Personalausfällen, weswegen es seit mehreren Wochen einen eklatanten Personalengpass gab.

Das Geschehene in Worte fassen und das Ziel der Zusammenkunft darlegen

Ich saß mit vierzehn Pflegekräften im Kreis. In der Mitte breitete ich ein orangefarbenes Seidentuch aus und stellte eine Kerze darauf. Eine tiefe Schwere und Betroffenheit waren spürbar.

Einleitend wählte ich diese Worte: *„Zwei Menschen, die ihr gemeinsam betreut habt, gilt es, zu verabschieden. Ein Mann hat entschieden, sich das Leben zu nehmen. Er ist vorgestern von einer Brücke gestürzt und er wurde noch nicht gefunden. Am nächsten Tag ist eine Bewohnerin, die euch ans Herz gewachsen ist, völlig unerwartet verstorben. Beides sind sehr existenzielle Erfahrungen. Wir sind fühlende Menschen. Geschehnisse wie diese gehen nicht spurlos an uns vorüber. Es ist wichtig, dass wir heute zusammenkommen, um* *miteinander das Erlebte zu bereden, um innerlich Schritt halten zu können. Alles, was am Herzen liegt, kann hier ausgesprochen werden. Vielleicht wollt ihr etwas wissen, reflektieren, besser verstehen oder loslassen. Mir ist wichtig, dass wir gemeinsam einen Weg finden, damit ihr frei und unbelastet von hier weggehen und gut weiterleben und -wirken könnt."*

Erzählgenerierende Einstiegsfragen bringen den Gesprächsfluss in Gang

Ich fragte, wer für diese beiden Menschen eine Kerze entzünden möchte. Lydia war dies ein Anliegen und sie tat es mit Bedacht. Rasch entschied die Gruppe, dass allem voran der Suizid von Herrn L. besprochen werden sollte. Wir begannen mit dem Erstellen eines Genogramms auf dem Flipchart. Ich stellte erzählgenerierende Fragen: *„Was wisst ihr über sein Leben? Kindheit, Beruf, Familie, Persönlichkeit usw.? Weshalb kam er ins Altenheim? Welche Diagnosen hatte er? Welcher Mensch war er?"*

Weil alle zu diesen Fragen irgendetwas sagen können, kommt der Gesprächsfluss leichter in Gang. Mir dient diese erste Runde zum Beziehungsaufbau mit der Gruppe. Zudem erfahre ich vieles, wofür ich den Kolleginnen meine Anerkennung aussprechen kann. Für Pflegende ist es ungewöhnlich, *„nur zum Reden"* zusammenzukommen. Treffen außerhalb der Pflegetätigkeit dienen meistens der Fortbildung und Wissensvermittlung. Dem eigenen Erleben in der Dienstzeit in Ruhe und ohne Zeitdruck nachspüren zu können, bedeutet eine Ausnahme.

Was den sterbewilligen Mann prägte und charakterisierte

Die Anwesenden erzählten, dass Herr L. *„eine schwere Kindheit"* hatte. Von seinem Vater wurde er geschlagen und sexuell missbraucht. Vierzig Jahre hatte er seine spätere Familie tyrannisiert und stets hatte er mit Suizid gedroht, wann immer sein Verhalten infrage gestellt wurde. Seine Ehefrau war angesichts der über Jahrzehnte währenden Demütigungen leidgeprüft. Als ihr Mann immer gebrechlicher wurde und zunehmend auf die Unterstützung anderer angewiesen war, erlitt sie einen massiven körperlichen und seelischen Erschöpfungszustand. Sie verbrachte mehrere Monate auf einer psychiatrischen Abteilung. Währenddessen wurde die Übersiedelung des hochbetagten Mannes in das Altenheim unumgänglich. Die Beziehung zu seinen drei Kindern war von diversen Problemlagen und Streit überschattet. Herr L. wurde von den Pflegekräften als aggressiv, überaus dominant und unberechenbar beschrieben.

Die Suche nach Ausnahmen

Ich stellte weitere offene Fragen an die Gruppe: *„Wie hat sich Herr L. binnen der zwei Jahre im Altenheim entwickelt? Gab es Ausnahmen in seinem Verhalten? Verhielt er sich gelegentlich auch freundlich?"* und *„War er dann und wann vielleicht auch humorvoll?"* Inge berichtete, dass er durchaus auch *„freundlich"* sein konnte, sofern man ihn etwas *„schärfer"* ansprach. Inge war eine erfahrene und selbstbewusste Pflegeperson. Die „Schärfe" von der sie sprach, stand für ihre klare Ausdrucksweise. Im Rahmen ihrer Möglichkeiten war sie bereit, seine vielfachen Sonderwünsche zu erfüllen. Doch gab es institutionell bedingte Grenzen, etwa das Rauchverbot im Zimmer, an das sich auch Herr L. halten musste. Inge: *„Es war mir egal, ob er deswegen zornig wurde oder mich beschimpfte. Ich habe auch die Verantwortung für alle anderen Heimbewohner. Ein Zimmerbrand wäre der Albtraum."* Weil sie von seiner Wut unbeeindruckt blieb und dennoch auf die Einhaltung von Regeln beharrte, unterwarf er sich schließlich und bat beispielsweise um ihre Hand, um sie zu küssen.

Das Nicht-wahrhaben-Wollen – eine Phase im Trauerprozess

Birgit berichtete: *„Ich konnte das Geschehen zunächst nicht wahrhaben. Vielleicht hat er sich einfach nur versteckt, dachte ich mir. Das wäre ihm ja auch zuzutrauen gewesen."* Allen Phasenmodellen der Trauer ist gemeinsam, dass die erste Zeit von einer Phase des Nicht-wahrhaben-Wollens oder der Betäubung geprägt ist und die Aufgabe darin liegt, die Wirklichkeit des Verlustes zu akzeptieren.

Paula fühlte sich schuldig, weil das letzte Gespräch mit dem Bewohner „schwierig" war

Paula saß mit weit aufgerissenen Augen an der Stuhlkante, den Stuhl unruhig hin- und herwippend. Bläuliche Ringe unter den Augen zeugten von Schlafmangel. Nun meldete sie sich zu Wort: „*Ich war die Letzte, mit der er sprach, bevor er zur Brücke ging. Es war ein schwieriges Gespräch und seitdem quält mich das Schuldgefühl. Ich finde kaum Schlaf.*" Wie oftmals zuvor war Herr L. verärgert und außer sich. Diesmal beschwerte er sich bei Paula über den Pfleger, der Nachtdienst verrichtete und die Tür zu seinem Zimmer nicht geschlossen, sondern einen Spalt weit offen stehen ließ. Die Pflegenden lassen bei den meisten Bewohnenden nachts die Zimmertüren einen Spalt weit offen, um sturzgefährdete Personen zu hören, wenn sie den Drang zum Ausscheiden verspüren, das Betätigen des Glockenrufs jedoch vergessen und sich allein auf den Weg zum WC machen. Auch Herr L. war sturzgefährdet und überschätzte häufig seine physische Kraft. Er vergaß nicht den Glockenruf, sondern wollte selbstbestimmt und ohne Begleitung zum WC gehen.

Wie reagierte Paula auf Herrn L.s Ärgernis? Wissend, dass er durch kleine Anlässe zu erzürnen war, erklärte sie ihm mit ruhiger Stimmlage, dass der Kollege wohl aus Sorge davor, Herr L. könnte nachts stürzen und sich verletzen, die Zimmertür einen Spalt weit offen gelassen hatte. Daraufhin begann Herr L., laut zu schimpfen, und warf mit einem Gehstock nach Paula: „*Unsinn! Ich kann immer noch selber gehen!*", schrie er.

Dieses Verhalten war den Pflegenden nicht neu. Nachdem sich der alte Mann etwas beruhigt hatte, suchte Paula nochmals das Gespräch mit ihm und erinnerte ihn daran, „*dass er selbstverständlich das Recht hätte, sein Zimmer von innen zu versperren.*" Sie wollte ihm dadurch das Gefühl geben, dass er dennoch selbstbestimmt entscheiden könne, wissend, wie wichtig ihm dies war. Ebenso teilte sie ihm mit, dass im Falle eines Sturzes sein Rufen bei geschlossener Tür schlecht zu hören sei und Hilfeleistung eventuell (zu) spät erfolgen könne. Paula: *„Vielleicht habe ich mich ihm gegenüber falsch verhalten und er fühlte sich nicht ernst genug genommen?"*

Unmittelbar Betroffene neigen nach einem Suizid dazu, einen möglichen Auslöser dafür in den (aller)letzten Handlungen, Gesprächen, Ereignissen usw. und vor allem bei sich selbst zu suchen. Damit steigt die Gefahr der unverhältnismäßig großen Verantwortungsübernahme, die mit einem Schuldgefühl einhergeht. Um sich (mit)schuldig am Suizid von Herrn L. zu fühlen, hätte für Paula allein die Tatsache genügt, dass sie es war, die mit ihm das letzte und „schwierige Gespräch" geführt hatte.

Ich fertigte am Flipchart eine Skizze an. Darauf skizzierte ich die Zeit vom Tag der Aufnahme des Bewohners (A) in die Pflegeeinrichtung bis zu seinem Todestag (✝). Diese beiden Jahre waren durchgehend von schwierigen Gesprächen geprägt. Das Konfliktpotenzial war bei vielen vorab geführten Gesprächen noch viel höher gewesen als bei jenem letzten, das Paula mit ihm führte, wie in der Skizze zu sehen ist.

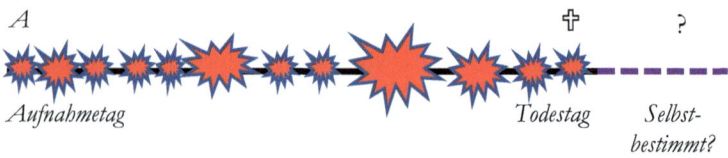

Aufnahmetag   *Todestag*   *Selbstbestimmt?*

Ich ersuchte Paula, sich nochmals in die Situation unmittelbar nach dem schwierigen Gespräch mit Herrn L. an seinem Todestag einzufühlen und fragte: *„Hattest du unmittelbar nach dem Gespräch mit ihm Sorge, er könnte sich suizidieren?"*, woraufhin Paula überzeugt erwiderte: *„Nein. Keinesfalls."* Sie erzählte weiter: *„Intuitiv dokumentierte ich*

170

das Gespräch nicht wie sonst üblich erst am Nachmittag, sondern unmittelbar nach diesem Eklat." Hätte sie vor dem Eintrag in die Pflegedokumentation vom Suizid erfahren, hätte sie die deeskalierende Kommunikation mit ihm mit hoher Wahrscheinlichkeit nicht niedergeschrieben, weil dann schon das Schuldgefühl ihr kompetentes Handeln überlagert hätte, mutmaßte sie.

Ich lud die Gruppe dazu ein, Paula zu sagen, was ihr bei diesem letzten Gespräch mit Herrn L. gut gelungen ist. Die Kolleginnen nahmen diese Möglichkeit bereitwillig an und verwiesen auf jedes Bemühen und Gelingen von Paula. Sie würdigten außerdem ihr feinfühliges und kompetentes Wirken gegenüber „schwierigen" Heimbewohnenden und dankten ihr dafür, dass sie als Leitende eines Wohnbereiches für die Mitarbeitenden stets ein offenes Ohr hatte.

Wir unternahmen auch noch einen Blick in die Zukunft des Verstorbenen, unter den Vorzeichen eines Autonomieverlustes infolge schwerer Krankheit: *„Angenommen, Herr L. wäre infolge eines Schlaganfalls bettlägerig und vollkommen abhängig von der Pflege anderer geworden, wie wäre es ihm dann ergangen?",* so meine Reflexionsfrage an die Pflegenden. Die spontanen Äußerungen hierzu lauteten: *„Das wäre für ihn die Katastrophe gewesen. Genau davor hat er sich am meisten gefürchtet. Er hätte seine Selbstbestimmtheit verloren und das wäre für ihn würdelos gewesen."*

Valentina forschte nach dem Sinn

> *„Die Menschen, die nicht über den Sinn des Lebens nachdenken,*
> *sind die wahren Nutznießer des Lebens"*
> (Arndt, T., o. J.).

Valentina, die bislang schweigend am Gespräch teilgenommen hatte, teilte nun ihre Gedanken mit: *„Könnte es sein, dass er in dem Moment, in dem er von der Brücke sprang, ganz er selbst war? Er hat doch gespürt, dass er keine Freunde mehr im Leben hatte. Sogar die Familie hatte sich von ihm abgewendet. Vielleicht wollte er sich selbst und uns alle, auch seine Familie, von ihm erlösen. Ich meine damit, dass er durch diesen Sprung uns allen eigentlich etwas Gutes tun wollte."*

Diese Worte regten zum Nachdenken an. Margit erinnerte sich, dass Herr L. in den Tagen vor dem Suizid *„irgendwie ruhiger war als sonst"* und *„friedvoller"*. Er war weniger reizbar, saß nachmittags am Fenster, blickte minutenlang zum Himmel und bedankte sich gar für die Hilfe beim Duschen.

Die Frage nach dem Sinn bei Viktor Frankl

Um sich gezielt mit der Frage nach dem Sinn des Lebens und Sterbens von Herrn L. befassen zu können und um den Sinnfindungsprozess einzuleiten, wozu den Pflegenden diese Erfahrung zugemutet wurde, erzählte ich vom Gedankengut Viktor Frankls.

Demnach kann Sinn nicht gegeben, sondern muss von der betreffenden Person selbst gefunden werden (Frankl, 2005, S. 15). Was sich erzeugen lasse, sei lediglich ein subjektiver Sinn (ebd., S. 20). Diesen Sinnfindungsprozess, von Frankl auch als *„Gestaltwahrnehmungsprozess"* (Frankl & Kreuzer, 1986, S. 28) bezeichnet, vollzieht sich bei jedem Menschen in einer anderen Weise. Sinn bezieht sich nicht nur auf bestimmte Situationen, sondern ist zudem ein anderer, *„von Tag zu Tag und von Stunde zu Stunde"* (Frankl, 2006, S. 71).

Der Mensch ist dazu aufgefordert, jeweils nur den *Einzelsinn* in der konkreten Situation zu entdecken und zu erfüllen. Der Sinn des Lebens bleibt dem Menschen indes verborgen und ließe sich erst nach dem Tode, zu einer Zeit, in der er nicht mehr erfahren werden kann, erfassen. Somit setzt sich der *Gesamtsinn,* der dem Menschen aus der irdischen Perspektive heraus nicht zugänglich ist, aus allen Einzelsinnen zusammen. Frankl vergleicht die Teilsinne mit den einzelnen Bildern einer Filmrolle, wonach analog dazu der Gesamtsinn erst nach Abschluss der Filmvorführung verstehbar wäre (1975, S. 20).

Die Vernachlässigung der Sinndimension kann nicht nur zu schwerem Leid, Verzweiflung und Suizidalität führen, auch die Entwicklung von spezifischen und unspezifischen Störungen kann dadurch begünstigt werden (Lukas, 2004, S. 8). Selbst dem unabwendbaren

Leiden kann man noch einen Sinn abringen in der Art und Weise, wie man es trägt, denn: *„Wo die Handlung aufhört, weil kein Handlungsspielraum mehr besteht, dort beginnt die Haltung"* (ebd., S. 20).

In dem Buch „Der Mensch vor der Frage nach dem Sinn" (1990) schildert Frankl, dass er nach einem Vortrag, den er in einem französischen Gefangenenhaus gehalten hatte, gebeten wurde, einem Schwerstkriminellen, der kurz vor der Exekution stand, ein paar Worte zu sagen. Er sprach zu ihm:

> Glauben Sie mir […], auch ich musste im Schatten der Gaskammer leben. Aber glauben Sie mir […], auch damals habe ich nicht einen Augenblick lang meine Überzeugung aufgegeben, dass das Leben unter allen Bedingungen und Umständen Sinn hat. Denn entweder hat es einen Sinn – dann muss es ihn auch behalten, wenn es noch so kurz dauert. Oder aber es hat keinen Sinn – dann könnte es auch nicht sinnvoll werden, wenn es noch so lange dauern würde. Selbst ein Leben, das wir anscheinend vertan haben, lässt sich rückwirkend mit Sinn erfüllen, indem wir gerade durch die Selbsterkenntnis über uns hinauswachsen. (Frankl, 1990, S. 13)

Auf Wunsch der Gruppe übermittle ich den Pflegekräften die Einsichten Frankls über den Sinn im Nachhinein per E-Mail.

Tanja: „Mir tut er nicht leid"

An Wangen und Hals der 22-jährigen Tanja hatten sich dunkelrote Flecken gebildet. Sie kämpfte sichtlich mit den Tränen. *„Wie geht es dir, liebe Tanja?"*, fragte ich sie, woraufhin sie *„passt schon, passt schon"* hervorpresste. Gabriele neben ihr legte tröstend ihre Hand auf Tanjas Schulter: *„Es passt gar nicht, oder?"* Tanja, eine Weile noch sehr zurückhaltend, äußerte schließlich: *„Mir tut er nicht leid."* Dem Tenor der Gruppe, Herr L. verhielt sich deswegen so aggressiv, weil er eine schwere Kindheit hatte, wollte sie keineswegs zustimmen. Sie erzählte, dass er in ihrer Abwesenheit über sie heftig und bösartig geschimpft hatte. Er unterstellte ihr wiederholtes absichtliches Fehlverhalten. Sie würde ihn demütigen wollen, warf er ihr vor. Nur ihm würde sie abgestandenen und lauwarmen, statt frischen und heißen Kaffee servieren. Die Handtücher würde sie nur bei ihm zwei Tage später als bei den anderen Bewohnenden auswechseln. Wenn er in Tanjas Abwesenheit über sie sprach, nannte er sie *„die Dicke"* oder *„die Schwarzhaarige"*. Eines Morgens überraschte er Tanja mit seiner Wut und mit der Aussage: *„Wenn ich mich umbringe, dann bist du schuld!"* Dabei hielt er ihr seinen obenauf gestreckten Zeigefinger vor die Nase und starrte sie hasserfüllt an. Zu diesem Zeitpunkt hatten Tanja und das Team bereits entschieden, dass sie sich völlig von der Betreuung dieses Mannes zurückziehen und jemand anderer die Betreuung übernehmen sollte. Dennoch war dieses Verhalten des Heimbewohners für sie schockierend und nachhaltig belastend: *„Etwas Derartiges habe ich zuvor noch nie erlebt."*

Tanja hoffte auf Hilfe und traf auf eine ebenso überlastete Kollegin

In ihrer Not suchte sie das Gespräch mit ihrer Vorgesetzten Lydia. Tanja fühlte Überforderung und Angst: Sollte Herr L. eines Tages seine Suizidandrohungen real umsetzen, wüsste sie nicht, wie sie damit umgehen könnte. Doch Lydia litt selbst unter psychischem Stress aufgrund einer Vielzahl langer Dienste durch die Personalknappheit. Sie verwies auf seine *„schwierige Persönlichkeit"*, die längst allen Pflegenden bekannt war, und hoffte, dass dies Tanja entlasten würde. Wiederholt äußerte Tanja ihr Unbehagen gegenüber diesem Mann: *„Wenn er sich tatsächlich umbringt, wie soll ich dann damit umgehen, dass er mich für schuldig gehalten hat?"* Lydia relativierte Tanjas Sorge wiederholt, waren doch seine Suizidankündigungen seit Jahrzehnten bekannt. Nicht so sehr das Verhalten des Bewohners, vielmehr die Verharmlosung und das nicht ernst genommen werden von Lydia, auch von anderen Kolleginnen, erlebte sie als kränkend.

Im Rahmen dieser Gesprächsrunde hatte Lydia Tanja genau zugehört. Sie begann bitterlich zu weinen. Es tat ihr unendlich leid, dass sie das Ausmaß und die Dringlichkeit von Tanjas Sorgen nicht erkannt hatte, vielmehr noch: *„Ich kann mich nicht einmal mehr daran erinnern, dass du zu mir gekommen bist!"* Lydia war beschämt. Sie rang um Fassung. Dann brach es aus ihr heraus: *„Ich glaube, ich kann bald nicht mehr. Immer alles bestens machen zu müssen, immer dieser Leistungsdruck! Die vielen Angehörigen, die so viel fordern von uns. Wenn ich von der Arbeit nach Hause komme, wartet da die Familie. Die Kinder brauchen mich noch viel. Jetzt bin ich erst 35 Jahre und ich spüre, dass ich diesen Beruf nicht bis zur Pension durchhalte."* Und immer wieder zu Tanja: *„Es tut mir so leid."*

Einigen in der Gruppe liefen Tränen über die Wangen. Alle waren sehr berührt von Tanjas und Lydias Erleben. Brigitte drückte ihren beiden Kolleginnen ihr aufrichtiges Mitgefühl aus und sagte zu ihnen, wie sehr sie beide verstehen könne. Auch Gabi brachte sich ein. Sie dankte Tanja und Lydia für ihre Wahrhaftigkeit, *„denn nur so können wir wieder zusammenrücken."* Nachdem sich Lydia wieder etwas gefangen hatte, ging sie zu Tanja. Sie kniete sich vor Tanja und bat um Verzeihung. Tanja: *„Es gibt nichts zu verzeihen."* Die beiden Frauen umarmten sich. Lydia: *„Bitte, Tanja, sag mir nächstes Mal ganz klar: ‚Du, ich brauche dich jetzt wirklich!'"*

In der Gruppe wurde nun auch über den belastenden Personalengpass und den hohen Arbeitsdruck der letzten Wochen und Monate gesprochen. Daniela war sieben Tage durchgehend im Dienst gewesen. Täglich arbeitete sie zwischen acht und zwölf Stunden. Beatrix übernahm drei Nachtdienste hintereinander, *„weil es einfach niemanden mehr gab, der hätte einspringen können."* Elke erzählte, dass sie vorzeitig ihren Urlaub beendet hatte, um am Wochenende den Tagdienst zu übernehmen.

Abschließend wendeten wir uns erneut Tanjas Bemerkung zu, wonach ihr der alte Mann *„nicht leid"* tat. *„Meine Kindheit war auch nicht* *rosig. Deswegen lasse ich meine Wut aber auch nicht einfach auf andere aus"*, so ihre Einstellung.

Wenn wir auch die Person mit ihrer unzerstörbaren Würde wertschätzen, so kann dies nicht auch für ein unethisches, schädliches und zerstörerisches Verhalten gelten. Ein solches müssen wir gar infrage stellen, zum Schutz Einzelner und zugunsten des Wohls einer Gemeinschaft.

Der Mensch ist frei, den Ruf des Gewissens zu hören oder zu überhören – das Gewissen aus der Sicht Frankls

Mithilfe unseres Sinn-Organs, dem Gewissen, müssen wir den einer Situation innewohnenden Sinn hellhörig herausfiltern, weshalb das Gewissen ständig erforscht und verfeinert werden muss. Das Gewissen ist im weitesten Sinn ein Selbstbezug, bei dem der Mensch seine oberste innere Leitinstanz auf sich selbst bezieht. Sein zentrales Moment ist ein Wissen um letztbegründende moralische Normen und Werte, die für einen Menschen gültig und verbindlich sind. Ein aktiviertes Gewissen wendet die Normen und Werte auf das unmittelbare, vergangene wie auch künftige Tun und Lassen eines Menschen an und urteilt über dessen Wert. Somit kann es den Menschen anweisen, eine Handlung auszuüben oder zu kontrollieren (Biller & Stiegeler, 2008, S. 111). Das Gewissen ist die innere Stimme, welche die Entscheidungen und Handlungen einer Person kommentierend begleitet, diese entweder für sinnvoll, fragwürdig oder sinnwidrig befindet. Seine besondere Bedeutung liegt darüber hinaus darin, dass es das Spannungsfeld zwischen Sein und Sollen, zwischen dem Allgemeinen und dem Personalen, zwischen dem Anerzogenen und dem individuellen Entscheidungsraum einer Person eröffnet und sie in ihrer Individualität zum Entscheiden für oder gegen Etwas unterstützt. In der Logotherapie wird diese spezifisch humane und geistige Dimension auch als „noetische Dimension" bezeichnet.

Frankl betonte die Notwendigkeit, im Zuge interdisziplinärer Forschung nicht nur die Ebene der Physis des Menschseins als Maßstab aller Dinge heranzuziehen, sondern darüber hinaus seine Fähigkeit, sich mittels seiner Geistigkeit über Einflüsse jeglicher Art zu erheben. Eine reduktionistische Sichtweise des Gewissens lehnte er entschieden ab. Das Gewissen ist eine von Konditionierung oder Furcht vor Bestrafung unabhängige Instanz. Geduldig wartet es darauf, von der Person gehört zu werden (Frankl, 1990, S. 53–54). Die Freiheit der Person ist ein zutiefst menschliches Phänomen und es handelt sich hierbei um eine *„endliche Freiheit"* (ebd., S. 53), weil der Mensch nicht frei von Bedingungen ist, allemal jedoch frei ist, dazu Stellung zu beziehen. Letztlich wird *„menschliches Verhalten nicht von Bedingungen diktiert, die der Mensch antrifft, sondern von einer Entscheidung, die er trifft"* (ebd., S. 54).

Was andere Denker über das Gewissen sagen

Der Religionsphilosoph Romano Guardini (1885–1968) bezeichnete das Gewissen als Organ, das Gutes und Bedeutungsvolles erkennt. In einem jeden Bruchteil eines Moments ist der Mensch aufgerufen, durch sein Handeln die Geschichte der Menschheit ein Stück weit mitzugestalten. Dabei ist zu bedenken, dass kein Moment wiederholbar ist oder rückgängig gemacht werden kann. Wenn Situationen sich auch ähneln können, so können sie nicht wiederkehren. Der einzelne Mensch kann in der ihn angefragten Situation antworten. Diese Fülle an Antwortmöglichkeiten auf Lebensfragen formt das persönliche Gewissen weiter aus. Diese Gewissensbildung ist also ein schöpferischer Akt der jeweiligen Person. Dieser Akt wird durch das Umfeld, die Glaubenseinstellung und durch die Vorerfahrungen mehr oder weniger hilfreich angeleitet. All das bleibt jedoch nur Vorbild, die Umsetzung bleibt immer einzigartig. Bösartige Willenstriebe können den Blick auf das Gesollte trüben. Der Mensch muss sich daher von seinen Verirrungen befreien, um einen Kontakt zu seinem Gewissen aufnehmen zu können. Mit dem Gewissen ist der Mensch hinausgeöffnet in die Ewigkeit. Zugleich aber hingerichtet in die Zeit, in das tägliche Geschehen. Das Gewissen ist das Organ, mit dem die ewige Gutheitsforderung ständig neu und aus dem konkreten Geschehen gedeutet wird, mit dem immer aufs Neue erkannt wird, wie das ewig-unendlich Gute bewältigt werden muss. Es ist ein Gehorchen und Neuschaffen zugleich, ein Verstehen und Urteilen, ein Durchdringen und Entscheiden (Guardini, 1931, S. 29–35).

Der Psychiater, Psychotherapeut und Neurologe Reinhard Haller, (geb. 1951), vermutet, dass gewisse anatomische Strukturen im Gehirn, diese können nicht auf umschriebene Areale eingegrenzt werden, im Zusammenhang mit Handlungen wider dem Gewissen stehen. Beispielsweise kommt dem limbischen System bei der realitätsbezogenen Beurteilung von Emotionen eine tragende Bedeutung zu. Funktionsbeeinträchtigungen des Frontalhirnlappens begünstigen Enthemmung und Impulsivität. Zudem fördern ein niedriger Intelligenzquotient und ein bis zu 14 % geringeres Gehirnvolumen aggressives Verhalten. Haller warnt dennoch ausdrücklich vor einer reduktionistischen Sichtweise vom Menschen, ohne dabei seine Willensfreiheit zu berücksichtigen (2009, S. 183–190).

Der österreichische Humanethologe Gerhard Medicus (geb. 1950) stellte fest, *„dass trotz anders lautender Meinungen einzelner Neurobiologen und trotz aller genetisch ‚programmierten‘ Verhaltensprogramme, ‚gut‘ und ‚böse‘ nicht schicksalhaft bedingt ist. Die meisten Menschen [...] sind rational sehr wohl in der Lage, zwischen ‚gut‘ und ‚böse‘ zu unterscheiden. Infolgedessen sind bei Diskussionen zur Freiheit auch die Verschränkungen zwischen Können, Wollen und Sollen zu beleuchten"* (Medicus, 2014, S. 27). Vorauszusetzen, dass der Mensch absolut frei von angeborenen Vorbedingungen wäre, käme einem *„moralischen Trugschluss"* (Medicus, 2014, S. 27) gleich. Demnach ist der Mensch aufgrund der Existenz angeborener Programme weder von seiner Schuldfähigkeit befreit noch seines freien Willens beraubt.

Ein Bild, das sich ständig aufdrängte: Der Leichnam, der mit dem Gesicht nach unten im Wasser treibt

Wenn Katharina nach dem Dienst im Altenheim nach Hause geht, quert sie jedes Mal jene Brücke, von der Herr L. in den Tod gestürzt war: „*Ich stelle mir vor, wo genau er den Rollator abstellte. Ich frage mich, was er zuletzt gedacht hat und ob er Angst vor dem Aufprall hatte. Das Bild, wie er mit dem Gesicht nach unten im Wasser treibt, drängt sich mir immer wieder auf.*" Von ähnlichen belastenden bildhaften Vorstellungen berichteten auch andere Kolleginnen.

Daraufhin lud ich die Pflegenden zu einer Zentrierübung ein. Sie sollten dreimal tief durch die Nase ein und langsam über den Mund ausatmen. Währenddessen sollten sie die Hände auf den Bauch legen. Danach sollten sie das belastende Bild vor dem inneren Auge aufsteigen lassen und kurz beschreiben. Nachdem dies alle taten, schüttelten wir heftig unsere Hände.

Danach führten wir die Zentrierübung ein weiteres Mal durch. Diesmal galt es, eine Situation zu erinnern, in der Herr L. zufrieden, beruhigt, dankbar oder humorvoll war. Alle berichteten von ihren bildhaften Erinnerungen. Tanja konnte sich an keine angenehme Begegnung mit ihm erinnern. Sie sollte sich vorstellen, er wäre noch ein kleiner Bub, voll der Freude auf das Leben. Dies war Tanja möglich.

Im nächsten Schritt galt es, sich beide Bilder nebeneinander vorzustellen. Alle bestätigten mir, dass ihnen dies möglich war. Danach leitete ich die Gruppe dazu an, das positive Bild langsam größer und größer werden zu lassen. Das belastende Bild hingegen wurde in der bildhaften Vorstellung immer kleiner. Zuletzt, so meine Anweisung, sollte das positive große Bild die belastende Vorstellung überdecken.

Was wir für die Zukunft lernen dürfen

Im Zuge des ausführlichen und wahrhaftigen Teamdialoges kristallisierten sich zentrale Einsichten für das künftige Wirken im Alten- und Pflegeheim heraus. Die wichtigsten wurden auf ein Plakat geschrieben und lauteten wie folgt:

◊ *„Bei Ereignissen, die uns derart belasten, berühren oder kränken, wollen wir künftig ehestens, wenn möglich noch am selben Tag, eine Zusammenkunft einberufen, um das Erfahrene zu verarbeiten."*

◊ *„Wir brauchen regelmäßige Treffen, bei denen wir erzählen können und dabei aktiv gehört werden. Dabei wollen wir von einer professionellen Person begleitet werden."*

◊ *„Künftig werden wir verstärkt aufeinander Rücksicht nehmen und uns öfter nach dem Befinden unserer Kolleg*innen erkundigen."*

◊ *„Wir brauchen den regelmäßigen Dialog mit den Leitenden unserer Einrichtung, auch um die Grenzen der Belastbarkeit aufzuzeigen und um Alternativen, etwa das vorübergehende Sperren von Betten bei Personalmangel, zu überlegen."*

◊ *„Am Ende des Tages gilt es, das Gelungene zu würdigen, nicht nur das zu sichten, was offen geblieben ist. Wir wollen verstärkt unser aller aufrichtiges Bemühen um einen guten Ausgang würdigen."*

◊ *„Bei derartigem Fehlverhalten von Bewohnenden des Altenheimes, wie das von Herrn L., braucht es das Verständnis und die aktive Unterstützung der Leitenden bei der Lösungsfindung. Optional sollte bei verhaltensauffälligen Personen eher eine psychiatrische Behandlung eingeleitet und die Verlegung auf eine psychiatrische Abteilung in Erwägung gezogen werden."*

Abschlussrunde

Zum Schluss übergab ich jeder Pflegeperson ein kleines rotes Herz, ein Symbol für den liebevollen Umgang mit sich
selbst. Es stand jeder Kollegin frei, über
die eigene Weise der Selbstfürsorge zu
sprechen und die Kolleginnen daran
teilhaben zu lassen.

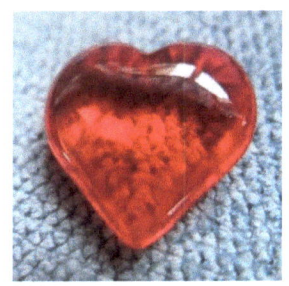

Nach kurzer Zeit des Innehaltens und
das Herz betrachtend, erzählte Gerlinde, dass sie nach einem Dienst im Al-

**Abbildung 34: Ein Herz der
Selbstfürsorge**

tenheim zu Hause zuallererst ein Bad nimmt. Erst dann hätte sie
wieder genügend Kraft, um sich ihrer Familie zu widmen.

Paula freute sich abends vor dem Einschlafen auf eine jener Geschichten, die ein Altenheimbewohner für sie schrieb. Auch andere
in der Runde wurden von ihm schon in dieser Weise beschenkt.
„Mal ehrlich", sagte Paula, „welcher Mann nimmt sich die Zeit und macht
sich die Mühe, einer Frau eine Geschichte zu schreiben? Ich muss schon sagen,
ich fühle von ihm auch als Frau geehrt und hoffe, dass er noch lange bei uns
lebt." Seine Geschichten hatte sie sorgfältig in einer Mappe gesam-
melt und auf dem Nachtkästchen abgelegt.

Tanja sagte: „Selbstfürsorge? Das ist ein Fremdwort."

Die anderen Wortmeldungen im Hinblick auf Selbstfürsorge fielen
auch eher bescheiden aus, etwa ein Waldspaziergang, einmal
Durchschlafen können, ein guter Film und der Kauf von „ausge-
flippten Schuhen". Zu mehr reichte die Energie der Pflegekräfte nicht
mehr. Niemand in der Gruppe hatte Zeit oder Energie, um beispielsweise kreativ tätig zu sein.

Bevor wir auseinandergingen, sagten sie mir völlig unaufgefordert,
wie gut es ihnen getan hatte, „frei und ehrlich miteinander reden zu können", „die Situation verstehen zu können" und „Aufwertung zu erfahren".

Paula fühlte sich „*so erleichtert*" und Gerlinde sagte, „*nun sind wir wieder gestärkt.*"

Professionelle Teambegleitung und finanzielle Unterstützung durch die Altenbetreuungsschuld des Landes OÖ

Ich übermittelte der hierfür verantwortlichen Mitarbeiterin der Altenbetreuungsschule des Landes Oberösterreich, sie ist für die Koordination und Finanzierung von Fortbildungsaktivitäten in oberösterreichischen Alten- und Pflegeeinrichtungen zuständig, einen Kurzbericht über die Herausforderungen der Pflegenden, welche einmal mehr bei dieser Gruppensupervision deutlich wurden. Hellhörig nahm sie die Problemlagen wahr und mobilisierte finanzielle Ressourcen, um geriatrischen Pflegekräften, ebenso den Leitenden der Einrichtungen, künftig professionelle Gesprächsbegleitung anbieten zu können.

Erikas Ressourcen erschließen sich prozesshaft

„In der Spannung von Freiheit und Bindung wird das Wertvolle wachsen.
Wir haben nicht das Recht, über andere zu bestimmen"
(Schaffer, 1987, S. 58).

Bei Erika, 43 Jahre alt, wurde 2004 die Diagnose einer Multiplen Sklerose gestellt. Ich besuchte die Patientin drei Jahre lang in ihrem Zuhause und in meiner Rolle als Psychotherapeutin. *„Sollte mir einmal jemand den Hintern im Bett putzen müssen, weil ich nicht mehr gehen kann, fahre ich in die Schweiz* (um dort ärztlich assistierten Suizid in Anspruch zu nehmen)", so die Patientin. Über die Jahre hinweg galt es, viele Reduktionen hinzunehmen, und ein jeder Abschied von einer körperlichen Fähigkeit löste schmerzhafte Trauerprozesse aus. Jede Reduktion ging mit Klage, einem bitteren Hadern mit dem Schicksal sowie mit einem Ringen um Haltung einher.

Doch immer wieder kam der Zeitpunkt, an dem sie es neuerlich geschafft hatte, sich auf einer für sie gefühlt niedrigeren Stufe an Lebensqualität wieder einzufinden und trotz all der Einschränkungen dem Tag wieder etwas Sinnvolles abzuringen. Erika verwirklichte zunehmend auch Erlebens- und Einstellungswerte. Gemeinsam betrachteten wir beispielsweise die jahreszeitlichen Veränderungen in der Natur, lauschten den Vogelstimmen, hörten Musik, wählten gezielt Filmmaterial, woraufhin wir tief gehende wie auch humorvolle Gespräche führten. Trotz begrenzter Lebenszeit schien sich die Wahrnehmung ihres Lebens zu vertiefen und zu intensivieren, ebenso das ihrer Angehörigen und auch mein eigenes.

Diese Begleitung zeigt, dass mit einer existenziellen Krise mitunter auch enorme Kräfte wachsen können, nicht körperlicher Natur, sondern vielmehr geistiger. Jedoch entwickeln sich diese prozesshaft. Da gibt es einen Punkt, an dem jemand beispielsweise sagt: *„Ich kann nicht mehr leben."* Doch muss dieser Punkt nicht das Ende des Prozesses darstellen. Angesichts solcher Lebenserfahrungen werden seelisch-geistige, spirituelle Ressourcen mobilisiert, zu denen die Betroffenen vor einer schicksalhaften Erkrankung oftmals noch gar keinen Zugang hatten, eben aufgrund der Einmaligkeit der Lebenssituation. Es vollzieht sich eine Art „innerseelische Adaption". Bei Erika gab es allerdings ein liebevolles und fürsorgliches soziales Umfeld, das ihre Klage geduldig und empathisch ausgehalten hatte, wenn auch unter Auslotung der Belastbarkeitsgrenzen auf beiden Seiten.

Auf Basis dieser und ähnlicher Begleitungen konnte ich beobachten, dass sich die Möglichkeiten, Einstellungen und Sichtweisen hinsichtlich des Umgangs mit einer existenziellen Lebenserfahrung erst mit der Krise, mit der jeweiligen Herausforderung, ausbildeten. Daher sind die Entwicklung und innerseelische Weise der Bewältigung am Beginn eines Weges nicht, oder nur sehr bedingt, vorhersehbar. Weder Erika noch jemand anderer hätte voraussagen können, wie sie und ihre Angehörigen mit dieser Erkrankung würden umgehen können. Hätte sie die Entscheidung zum assistierten Suizid im Vorfeld getroffen und vollzogen, viele Sinnmöglichkeiten für sie selbst und andere hätten nicht verwirklicht werden können. Erika war fünf Jahre bettlägerig, pflegebedürftig, abhängig von der Unterstützung anderer und entschied sich letztendlich gegen die Beendigung ihres Lebens durch ärztlich assistierten Suizid.

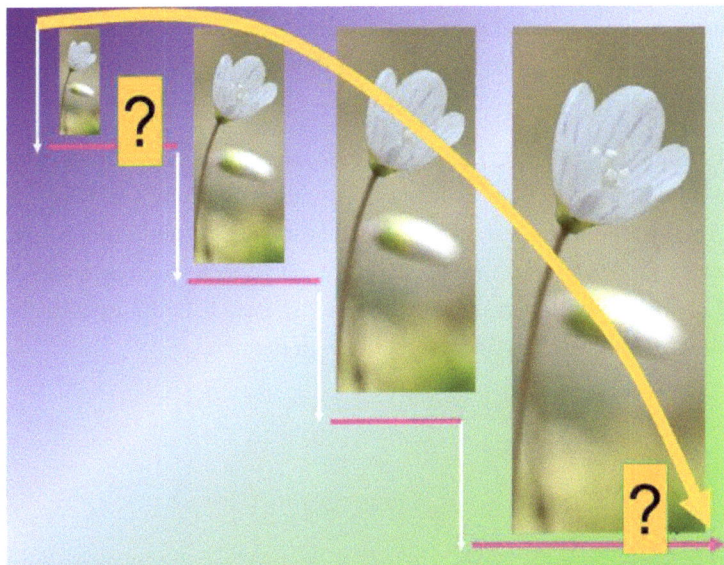

Abbildung 35: Abnahme körperlicher Fähigkeiten und prozessartig verlaufende Weitung von geistig-seelischen Ressourcen

Abschließend sei der Krankheits- und Bewältigungsprozess von Erika bildlich dargestellt: Die weißen Pfeile symbolisieren jene körperlichen Reduktionen im Zuge einer schweren Erkrankung, die mit einer subjektiv empfunden beeinträchtigten Lebensqualität einhergehen. Eine jede Reduktion löst neue Trauerreaktionen aus. Die rosa Linien stehen für das Vermögen von Erika, sich auf einer gefühlt niedrigeren Stufe an Lebensqualität wieder einzufinden.

Die immer größer werdenden Blüten symbolisieren das zunehmende Wachstum innerer, geistig-seelischer Ressourcen trotz unaufhaltbarem, voranschreitendem Krankheitsprozess. Die beiden Fragezeichen am Beginn und am Ende des Krankheits- und Bewältigungsprozesses und den Verlauf des gelben Pfeils markierend symbolisieren die Fragwürdigkeit, ob dieser Prozess mit seiner individuellen Charakteristik denn im Vorfeld, etwa bei Diagnosestellung bzw. beim Auftreten erster Krankheitssymptome, absehbar bzw. einschätzbar sein kann. Ferner ist zu bedenken, dass den Betroffenen und deren Angehörigen bei einer frühen Entscheidung, etwa zu einem ärztlich assistierten Suizid, jene sich erst prozesshaft entwickelnden Möglichkeiten und Bewältigungsweisen verwehrt bleiben.

Es gibt also Lebenserfahrungen, die charakterisiert sind von einer alles dominierenden und überwältigenden Anhaftung von Leid, die Außenstehenden bestenfalls nur fragmentarisch und zumeist gar nicht zugänglich sein können, da sie selbst sich in einer anderen Lebenslage befinden und die Lebens- wie auch Gefühlsgeschichten der Betroffenen nur fragmentarisch kennen.

Ilse konnte nicht mehr leben

Ich betrat im Zuge eines nächtlichen Rundgangs auf der Palliativstation, auf der ich viele Jahre als Pflegekraft tätig war, das Zimmer von Ilse, 76 Jahre alt. Ich fand die Patientin am Bettrand sitzend vor. Mit einer Hand stützte sie sich auf der Matratze ab, um nicht das Gleichgewicht zu verlieren. Sie war sehr geschwächt. In der anderen Hand hielt Ilse einen Suppenlöffel, mit dem sie am exulzerierend wachsenden Tumor am Hals schabte, um sich in dieser Weise das Leben zu nehmen. Der Tumor engte die Luftröhre ein und reduzierte zunehmend den Atemstrom. Sie litt an Ruhedyspnoe und Erstickungsangst, konnte nur in sitzender Position einigermaßen frei durchatmen. Auch der Kehlkopf war karzinomatös durchwachsen, was die operative Anlage einer trachealen Kanüle erforderlich machte und mit Schluckstörungen, übermäßiger Schleimbildung und mit schmerzhaften Schleimhautläsionen einherging. Zudem quoll zähes und jauchig riechendes Wundsekret aus dem Tracheostomakanal. Eine palliative Sedierung lehnte die Patientin aus Angst vor Bewusstseinsverlust entschieden ab.

Als ich Ilse blutüberströmt am Bett sitzend vorfand, fühlte ich tiefe Betroffenheit, Traurigkeit, Mitgefühl und Verständnis für ihre verzweifelte Lage. Ich hatte Sorge, ob ich denn nun, in diesem entscheidenden Moment, das Richtige tun würde. Ihr Blick war starr, leblos, verzweifelt, und von Entkräftigung zeugte ihre ganze Gestalt. Ich setzte mich neben sie, legte meinen Arm um ihren Rücken und begann sie sanft zu wiegen: *„Bitte geben Sie mir den Löffel"*, sagte ich in ruhigem Tonfall zu ihr. Mehrmals wiederholte ich meine Bitte, ehe sie nach einer Weile doch langsam den Griff lockerte, um dann der Verzweiflung ihren Lauf zu lassen. Alles in ihr weinte. Durch die körperliche Anstrengung während des heftigen Weinens ergoss sich jauchiges Sekret in Mengen über ihren Brustkorb. Ich konnte *nur* bei ihr bleiben, mit ihr aushalten und sie so lange in meinen Armen wiegen, bis sie eingeschlafen war.

Nachhaltig beschäftigte mich die Frage: Was wäre geschehen, wenn ich nicht zufällig in diesen Minuten das Zimmer von Ilse betreten hätte? Die Dame wäre wahrscheinlich an einer Tumorblutung verstorben und sie wäre frei gewesen von jeglicher qualvollen Symptomlast. Darüber nachsinnend, was sie wohl veranlasst hatte, mir den Löffel zu geben, halte ich es für möglich, dass sie den Löffel vielleicht meinetwegen, also *für mich*, losgelassen hatte. Gewiss können das Bewusstsein und die Entscheidung, *für* jemanden am Leben zu bleiben, über eine momentane Verzweiflung hinweghelfen. Doch was, wenn niemand oder nichts mehr da ist, für den oder für das es sich noch lohnen würde, zu leben, trotz widrigster Lebensumstände?

Die Begegnung mit Ilse war für mich zutiefst berührend, und sie zeigt auf, dass entgegen der Möglichkeiten der Palliativmedizin und trotz medikamentös-therapeutischer Symptomkontrolle dennoch eine Krankheitssituation für die Betroffenen derart leidvoll und überwältigend erlebt werden kann, dass die Kraft zum Leben nicht mehr ausreicht. Monatelang hatte sie ihr Leid tapfer getragen. Nun war die Zeit gekommen, die Kraft nicht mehr in das Leben, sondern in das Sterben, das ist auch ein Teil des Lebens, zu investieren.

Für den Umgang mit individuellen Krisen gibt es also kein „Richtig" oder „Falsch", sondern bestenfalls ein Forschen nach dem Sinnvollsten, von Tag zu Tag, von Stunde zu Stunde, von einer Minute auf die andere.

„Die Zukunft ist (noch) nicht, und die Vergangenheit ist auch nicht (ist nicht mehr); was wirklich ist, ist eigentlich nur die Gegenwart" (Frankl, 2012, S. 41).

Frau Martha nahm meine Beratung und Begleitung in Anspruch. Sie war mit vielen Herausforderungen, vor allem mit schwerer Krankheit, konfrontiert. In welcher Weise sie auf schicksalhafte Fügungen antwortete, wird nachstehend beschrieben. Die 70-jährige Dame lebte bereits acht Jahre in einem Altenpflegeheim. Sie war bettlägerig und abhängig von der Unterstützung und Pflege anderer. Ihr Leben war geprägt von schwerer Krankheit. Ebenso stand die Verdachtsdiagnose einer Alzheimerdemenz im Raum. Seit Wochen laborierte sie zudem an einer Lungenentzündung, die sie insgesamt schwächte. Sie sei *„außergewöhnlich und bewundernswert"*, so die Pflegenden, und *„freue sich auf ein Gespräch."* Mich interessierte, wie Martha ihre Lebenssituation empfand, ahnend, dass diese Frau Bedeutsames zu sagen hatte. Ich brachte eine Rose mit. Alleinig das Anheben des Kopfes war anstrengend für sie. Dennoch reichte sie mir lächelnd die Hand zum Gruß. Zunächst berichtete sie von der Schwere einer Muskelerkrankung und dass sie vielleicht auch eine Demenz hatte. *„Aber"*, so die Bewohnerin, *„ich lebe ja jetzt!"* Und schon lenkte sie das Gespräch in eine ganz andere Richtung und sprach von *„so viel Gutem, trotz allem."* Sie erzählte beseelt und mit strahlenden Augen von der *„Liebe ihres Lebens"*, der sie in der Person ihres Mannes begegnen durfte, und wie sehr die Familie ihren Alltag erhellte. *„Es muss einen gütigen Schöpfer da oben geben"*, allein schon deswegen, weil sie täglich von *„so vielen lieben Menschen"* gepflegt wurde. Mich rührte ihre positive Erzählweise.

Diese Frau nutzte jede Möglichkeit, die sie frei entscheiden konnte. Sie rang sich immer wieder zu einer Haltung gegenüber ihrem Schicksal durch. Sie forschte nach Wegen, sodass sie den täglichen Herausforderungen bestmöglich begegnen konnte. Martha konzentrierte sich auf die Möglichkeiten ihres Daseins, die das Leben ihr trotz Pflegebedürftigkeit und stärker werdender Abhängigkeit von anderen, trotz zeitweiser Trauer und Verzweiflung, trotz der Bewusstheit über die nahende Endlichkeit noch immer bot. War es denn diese Vorbildhaltung, die die Pflegenden vor dieser Frau so erstaunen ließen? Selbst dem unabwendbaren Leiden könne man noch einen Sinn abringen, durch die Art und Weise, wie man es trägt, so Viktor Frankl (1990, S. 247).

Martha erzählte, wie *„schrecklich"* es anfangs für sie war, als sie bei der Nahrungsaufnahme wegen der Muskelkrämpfe das Bett verunreinigte. *„Und weil ich mich so schämte, zitterte ich noch mehr"*, erzählte sie. *„Ja, die Abhängigkeit von anderen war anfangs sehr schwer zu ertragen."* Und was half ihr, mit dieser Abhängigkeit umzugehen? *„Weil ich von meiner Familie geliebt werde und weil ich sie liebe."* Zudem erzählte sie: *„Ich bin glücklich, weil sie* (die Pflegenden) *so hilfsbereit sind."* Auf meine Frage, was denn ihren Tag hier im Altenheim zudem noch bereichere, antwortete sie: *„Die Liebe der Menschen."*

Dort, wo die Handlungsmöglichkeiten erschöpft sind, weil es keinen Handlungsspielraum mehr gibt, beginnt die Haltung (Lukas, 2004, S. 20). Aus ihrem persönlichen, einzigartigen Schicksalsraum konnte Martha nicht heraustreten. Weder konnte sie allein Nahrung zu sich nehmen noch die Liegeposition in ihrem Bett verändern, auch hatte sie keine Kontrolle mehr über ihre Ausscheidungen. Hätte sie jedoch dauerhaft gegen ihr Schicksal gehadert, hätte sie dessen Sinn für ihr Leben möglicherweise übersehen. Innerhalb ihres Schicksalsraumes war Martha unvertretbar und das war ihr bewusst. *„Leben heißt letztlich Ver-ANTWORT-ung tragen für die rechte Beantwortung der Lebensfragen, für die Erfüllung der Aufgaben, die jedem Einzelnen das Leben stellt, für die Forderung der Stunde"* (Frankl, 1946, S. 125). Martha gestaltete ihr Leben, obwohl ihr dieses unter anderen Vorzeichen von „Lebensqualität" anvertraut bzw. zugemutet wurde. Indem sie dennoch liebte, hoffte, tröstete und sich trösten ließ, dankte, würdigte und die Hilfe anderer Menschen vertrauensvoll entgegennahm. Wenn Pflegende auf sie gestresst wirkten, hatte sie stets ein liebes Wort für sie, um sie aufzurichten und deren

Tag ein wenig zu erhellen. Kam Martha denn dem nahe, was Frankl in der oftmals missverstandenen Aussage zu verdeutlichen versuchte, wonach das Leiden in eine *„heroische Leistung"* (2005, S. 203) zu wandeln sei?

Frankl verglich den Menschen mit einem Bildhauer, der sein Leben, ein zunächst noch „ungeformter Stein", mit Meißel und Hammer so bearbeiten muss, dass der Stein immer mehr an Form gewinnt. Dadurch wird das „Material", welches das Schicksal dem Menschen liefert, verarbeitet und aus seinem Leben „herausgeschlagen", so viel er nur kann: schaffend, erlebend oder auch leidend. Stellte denn das Leben auch in dieser Lebenslage noch Aufgaben an Martha, im Sinne einer weiterführenden Bearbeitung und Ausformung ihres Lebenssteines, so lange, bis sie ihr Werk vollendet hatte? Martha gestaltete aus ihrem Leben ein einzigartiges Kunstwerk, das es in dieser Form gewiss kein zweites Mal mehr geben wird. Sie erstrahlte, wenn Menschen ihr sagten, wie bereichernd sie die Begegnung mit ihr erlebten. Dadurch fühlte sie sich wirksam und konnte sich als Person als bedeutsam erfahren. Die Weise, in der Menschen wie Martha trotz allem ihr Leben gestalten, wird vielleicht auch uns eines Tages helfen, gestärkt durch deren Vorbild, auf die Erfahrung von scheinbar Sinnlosem dennoch sinnvoll reagieren zu können (Lukas, 2004, S. 25). Gegen Ende unseres Gespräches blickten wir auf die Rose in der kleinen Vase. Ich sagte: *„Sie hat ein paar Blütenblätter abgeworfen."* Daraufhin Martha lächelnd: *„Ist sie nicht schön!"*

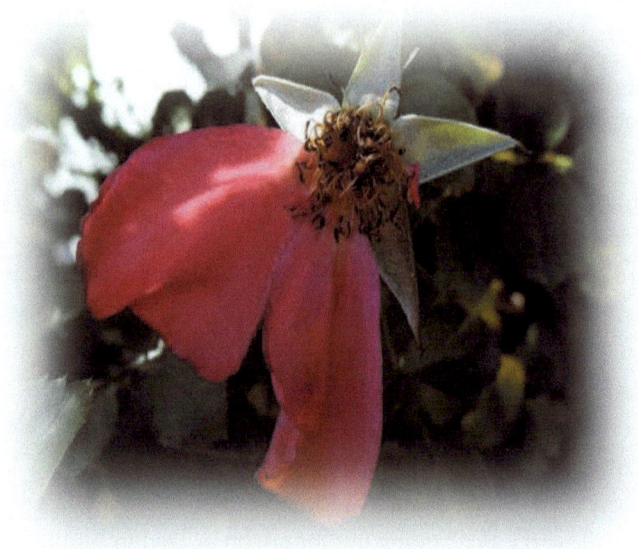

VI HILFREICHE WORTE UND GEDANKEN

Man muss den Dingen die eigene, stille,
ungestörte Entwicklung lassen,
die tief von innen kommt
und durch nichts gedrängt
oder beschleunigt werden kann.

Alles ist Austragen – und dann Gebären.
Reifen wie der Baum, der seine Säfte nicht drängt
und getrost in den Stürmen des Frühlings steht,
ohne Angst, dass dahinter kein Sommer kommen könnte. Er
kommt doch!

Aber er kommt nur zu den Geduldigen, die da sind,
als ob die Ewigkeit vor ihnen läge,
so sorglos still und weit.

Man muss Geduld haben,
gegen das Ungelöste im Herzen, und versuchen,
die Fragen selber lieb zu haben,
wie verschlossene Stuben und Bücher,
die in einer sehr fremden Sprache geschrieben sind.
Es handelt sich darum, alles zu leben.
Wenn man die Fragen lebt,
lebt man vielleicht allmählich, ohne es zu merken,
eines fremden Tages in die Antwort hinein.

(Rainer Maria Rilke)

Die Schale der Liebe

Die Schale der Liebe, eine Metapher aus einem Brief von Bernhard von Clairvaux, könnte Menschen beim Balancieren zwischen Geben und Empfangen helfen und somit vor Erschöpfungskrisen schützen.

Wenn du vernünftig bist, erweise dich als Schale, nicht als Kanal,
der fast gleichzeitig empfängt und weitergibt,
während jene wartet, bis sie gefüllt ist.
Auf diese Weise gibt sie das, was bei ihr überfließt,
ohne eigenen Schaden weiter.
Lerne auch du, nur aus der Fülle auszugießen,
und habe nicht den Wunsch, freigiebiger als Gott zu sein.
Die Schale ahmt die Quelle nach.
Erst wenn sie mit Wasser gesättigt ist,
strömt sie zum Fluss, wird sie zur See.
Die Schale schämt sich nicht,
nicht überströmender zu sein als die Quelle.
Du tue das Gleiche!
Zuerst anfüllen und dann ausgießen.
Die gütige und kluge Liebe ist gewohnt überzuströmen,
nicht auszuströmen.
Ich möchte nicht reich werden, wenn du dabei leer wirst.
Wenn du nämlich mit dir selber schlecht umgehst,
wem bist du dann gut?
Wenn du kannst, hilf mir aus deiner Fülle;
wenn nicht, schone dich.

(Bernhard von Clairvaux)

Mut zur gelungenen Halbheit

Der Theologe Fulbert Steffensky hat ein kleines und sehr bedeutsames Büchlein mit dem Titel „Mut zur Endlichkeit. Sterben in einer Gesellschaft der Sieger" (2007) geschrieben. Darin ermutigt er angesichts der Endlichkeit, die uns das ganze Leben hindurch begleitet, zur „gelungenen Halbheit":

Totalitätserwartungen an eine Liebe programmieren ihr Scheitern. Die meisten Ehen gelingen halb und das ist viel. Meistens ist man nur ein halb guter Vater, eine halb gute Lehrerin, ein halb guter Therapeut. Und das ist viel. Gegen den Totalitätsterror sei die gelungene Halbheit gelobt. Die Süße und die Schönheit des Lebens liegen nicht am Ende, im vollkommenen Gelingen und in der Ganzheit. Das Leben ist endlich, nicht nur weil wir sterben müssen. Die Endlichkeit liegt im Leben selber, im begrenzten Glück, im begrenzten Gelingen, in der begrenzten Ausgefülltheit. Hier ist uns nicht versprochen, alles zu sein. Souverän wäre es, die jetzt schon mögliche Güte des Lebens anzunehmen und zu genießen; das Halbe also nicht zu verachten, nur weil das Ganze noch nicht möglich ist. Souverän wäre es, den Durst nach dem ganzen Leben nicht zu verlieren; um es religiös auszudrücken: das Land nicht zu vergessen, in dem auch der Blinde sieht, der Stumme seinen Gesang und der Lahme seinen Tanz gefunden hat. Wenn man in dieser Weise der Endlichkeit fähig wäre, dann brauchte die eigene Bedürftigkeit, Schwäche, vielleicht sogar die Todesnähe nicht in Chaosängste stürzen. Wenn man der Endlichkeit fähig wäre, dann würde das beschädigte Leben von anderen nicht so maßlos irritieren. Wer nur Ganzheiten erträgt, gerät in Panik, wenn er die Lebensverletzungen wahrnimmt. Gnade denken heißt, den Mut zu fragmentarischem Handeln finden (Steffensky, 2007, S. 21–23).

Die Teekanne

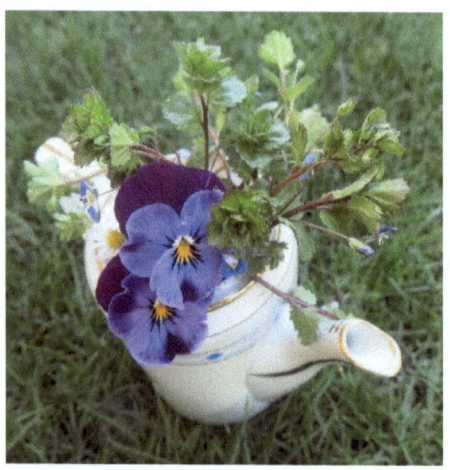

Abbildung 36: Die stolze Teekanne

Das Märchen von Hans Christian Andersen, „Die Teekanne", ist mit den Phasen im Zuge einer Lebensveränderungskrise vergleichbar.

Es war einmal eine stolze Teekanne, stolz auf ihr Porzellan, stolz auf ihre lange Tülle, stolz auf ihren breiten Henkel. Sie hatte etwas vorne an und hinten an, den Henkel hinten, die Tülle vorn, und davon sprach sie. Aber sie sprach nicht von ihrem Deckel, der war zerbrochen, der war gekittet, der hatte einen Fehler, und von seinen Fehlern spricht man nicht gerne, das tun die andern genug. Tassen, Sahnekännchen und Zuckerdose, das ganze Teegeschirr würde wohl mehr an die Gebrechlichkeit des Deckels denken und von der sprechen, als von dem guten Henkel und der ausgezeichneten Tülle. Das wusste die Teekanne.

„Ich kenne sie!", sagte sie zu sich selber. „Ich kenne auch wohl meine Mängel, und ich erkenne sie, darin liegt meine Demut, meine Bescheidenheit, Mängel haben wir alle, aber man hat doch auch Begabung. Die Tassen erhielten einen Henkel, die Zuckerdose einen Deckel, und ich erhielt noch ein Ding voraus, das sie niemals erhalten, ich erhielt eine Tülle, die macht mich zur Königin auf dem Teetisch. Der Zuckerschale und dem Sahnekännchen ward es vergönnt, die Dienerinnen des Wohlgeschmacks zu sein, aber ich bin die Gebende, die Herrschende, ich verbreite den Segen unter der durstenden Menschheit; in meinem Innern werden die chinesischen Blätter mit dem kochenden geschmacklosen Wasser verbunden."

All dies sagte die Teekanne in ihrer unternehmenden Jugendzeit. Sie stand auf dem gedeckten Tisch, sie wurde von der feinsten Hand erhoben: aber die feinste Hand war ungeschickt, die Teekanne fiel, die Tülle brach ab, der Henkel brach ab, der Deckel ist nicht wert, darüber zu reden; es ist genug von ihm geredet. Die Teekanne lag ohnmächtig auf dem Fußboden; das kochende Wasser lief heraus. Es war ein schwerer Schlag, den sie erhielt, und das Schwerste war, dass sie lachten; sie lachten über sie und nicht über die ungeschickte Hand.

„Die Erinnerung kann ich nicht loswerden!", sagte die Teekanne, wenn sie sich später ihren Lebenslauf erzählte. *„Ich wurde Invalide genannt, in eine Ecke gestellt und tags darauf an eine Frau fortgeschenkt, die um Küchenabfall bettelte; ich sank in Armut hinab, stand zwecklos, innerlich wie äußerlich; aber da, wie ich so stand, begann mein besseres Leben; man ist das eine und wird ein ganz anderes. Es wurde Erde in mich gelegt; das heißt für eine Teekanne, begraben zu werden; aber in die Erde wurde eine Blumenzwiebel gelegt; wer sie hineinlegte, wer sie gab, das weiß ich nicht; gegeben wurde sie, ein Ersatz für die chinesischen Blätter und das kochende Wasser, ein Ersatz für den abgebrochenen Henkel und die Tülle. Und die Zwiebel lag in der Erde, die Zwiebel lag in mir; sie wurde mein Herz, mein lebendes Herz; ein solches hatte ich früher nie gehabt. Es war Leben in mir, es war Kraft, viel Kraft; der Puls schlug, die Zwiebel trieb Keime; es war, wie um zersprengt zu werden von Gedanken und Gefühlen; sie brachen auf in einer Blüte; ich sah sie, ich trug sie, ich vergaß mich selber in ihrer Herrlichkeit; gesegnet ist es, sich selber in anderen zu vergessen! Sie sagte mir nicht Dank; sie dachte nicht an mich – sie wurde bewundert und gepriesen. Ich war froh darüber. Wie hätte ich es nicht sein müssen! Eines Tages hörte ich, dass gesagt wurde, sie verdiene einen besseren Topf. Man schlug mich mitten entzwei; das tat gewaltig weh, aber die Blume kam in einen besseren Topf – und ich wurde in den Hof hinausgeworfen – liege da als ein alter Scherben – aber ich habe die Erinnerung, die kann ich nicht verlieren."*

Die Legende von der Muschel

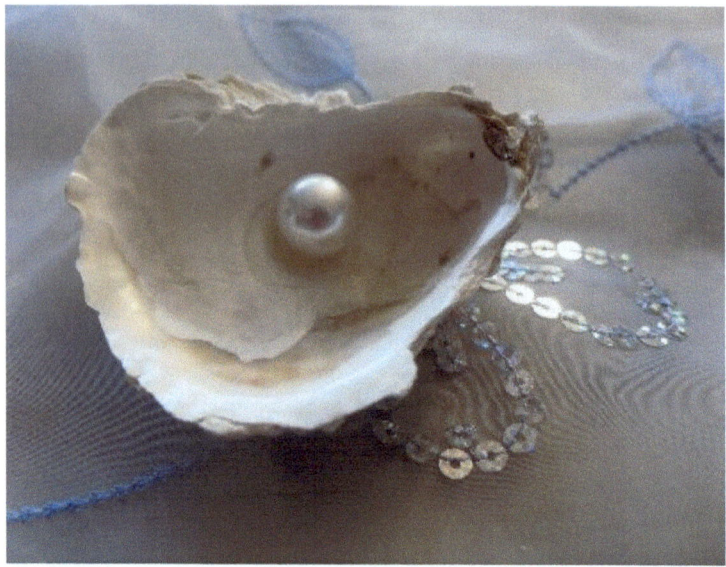

Abbildung 37: Die wandelnde Kraft von Schmerz und Trauer in der Gestalt einer Perle

Es war einmal eine Muschel, die am Meeresgrund wohnte und sich wohlfühlte bis zu dem Tag, an dem ein scharfes Sandkorn in ihre Weichteile geriet und sie wund rieb. Das Tier bemühte sich vergeblich, den Fremdkörper abzustoßen. Der Schmerz saß fest. Was tat die Muschel in ihrer unabänderlichen Lage? Sie ,weinte', jedoch mobilisierte sie auch Kräfte. Sie hüllte das Sandkorn in den Saft ihrer Tränen ein und verwandelte es in eine Perle. Die Muschel wandelte eine schwere Aufgabe, die das Leben ihr stellte, letztendlich in eine Gabe (Autor*in unbekannt).

Die Legende von der Steinpalme

Die Legende von der Steinpalme handelt von der „Trotzmacht des Geistes" (Frankl, 2012, S. 93), wonach kein Mensch ein Leben führen kann, das gänzlich frei von biologischen, psycho-sozialen, vielleicht auch spirituellen Herausforderungen ist. Dennoch bleibt die Person frei, zu all diesen Bedingungen Stellung zu beziehen, sei es, dass sie sich ihnen unterwirft, sei es, dass sie diese versucht zu überwinden, indem sie Gebrauch von der Trotzmacht des Geistes macht.

Ein Mann, der tagelang durch die Wüste geirrt war, gelangte schließlich zum Meer. So stand er vor dem endlosen, weiten, salzigen Wasser, das seinen brennenden Durst nicht stillen konnte. Da packte ihn rasender Zorn. Als er in der Nähe einen jungen grünen Palmenbaum sah, schrie er: *„Warum lebst du, warum findest du Nahrung und Wasser, während ich hier verdurste?"* Mit letzter Kraft nahm er einen Stein und schmetterte ihn auf das Kronenherz des jungen Baumes. Der Mann brach neben der kleinen Palme zusammen.

Man erzählt sich, dass er am nächsten Tag von Kameltreibern gefunden und gerettet wurde. Die Palme war schwer verletzt, ihre Fächerblätter gebrochen. Sie versuchte, ihre Last abzuwerfen. Sie schüttelte und bog sich, doch leider vergeblich. Da krallte sie sich tiefer in den Boden, bis ihre Wurzeln eine verborgene Wasserader erreichten, die als Quelle emporschoss. Diese Kraft aus der Tiefe und die Sonnenglut aus der Höhe kräftigten die Pflanze und sie wuchs zu einer königlichen Palme, der auch die Stürme der Sahara nichts anhaben konnten.

Nach Jahren kam der Mann wieder, denn inzwischen gab es an diesem Ort eine kleine Oase. Da senkte die kräftigste und schönste Palme ihre Krone, zeigte dem Mann den Stein in ihrer Krone und sagte: *„Ich muss dir danken. Deine Last hat mich stark gemacht."*

Der zerstörte Bambus

Es war einmal ein wunderschöner Garten, der lag mitten in einem großen Königreich. Dort pflegte der Herr des Gartens in der Hitze des Tages spazieren zu gehen. Ein edler Bambusbaum war ihm der schönste und liebste von allen Bäumen, Pflanzen und Gewächsen im Garten. Jahr für Jahr wuchs der Bambus und wurde immer anmutiger. Er wusste wohl, dass der Herr ihn liebte und seine Freude an ihm hatte.

Eines Tages näherte sich der Herr nachdenklich seinem geliebten Baum, und in einem Gefühl großer Verehrung neigte der Bambus seinen mächtigen Kopf zur Erde. Der Herr sprach zu ihm: *„Lieber Bambus, ich brauche dich."*

Es schien, als sei der Tag aller Tage gekommen, der Tag, für den der Baum geschaffen worden war. Der Bambus antwortete leise: *„Herr, ich bin bereit, gebrauche mich, wie du willst!"*

„Bambus", die Stimme des Herrn wurde ernst, *„um dich zu gebrauchen, muss ich dich beschneiden."*

„Mich beschneiden? Mich, den du zum Schönsten in deinem Garten gemacht hast! Nein, tue das nicht, bitte nicht. Verwende mich doch zu deiner Freude, Herr, aber bitte beschneide mich nicht!"

„Mein geliebter Bambus", die Stimme des Herrn wurde noch ernster, *„wenn ich dich nicht beschneide, kann ich dich nicht gebrauchen!"*

Im Garten wurde es ganz still. Der Wind hielt den Atem an. Langsam beugte der Bambus seinen herrlichen Kopf. Dann flüsterte er: *„Herr, wenn du mich nicht gebrauchen kannst, ohne mich zu beschneiden, dann tu mit mir, wie du willst, und beschneide mich!"*

„Mein geliebter Bambus, ich muss dir aber auch deine Blätter und Äste abschneiden", sagte der Herr des Gartens.

„Ach, Herr, davor bewahre mich! Zerstöre meine Schönheit, aber lass mir doch bitte Blätter und Äste!"

„*Wenn ich sie dir nicht abhaue, kann ich dich nicht gebrauchen*", erwiderte dieser dem Bambus.

Die Sonne versteckte ihr Gesicht. Ein Schmetterling flog ängstlich davon. Und der Bambus, zitternd vor dem, was auf ihn zukam, sagte ganz leise: „*Herr, schlage sie ab.*"

„*Mein Bambus, ich muss dir noch mehr antun. Ich muss dich mitten durchschneiden und dein Herz herausnehmen. Wenn ich das nicht tue, kann ich dich nicht gebrauchen.*"

Da neigte sich der Bambus bis zur Erde: „*Herr, schneide und teile!*"

So beschnitt der Herr des Gartens den Bambus, hieb seine Äste ab, streifte seine Blätter von den Ästen, teilte ihn in zwei Teile und schnitt sein Herz heraus. Dann trug er ihn dahin, wo aus einer Quelle frisches sprudelndes Wasser sprang, mitten in die trockenen Felder. Dort legte der Herr vorsichtig seinen geliebten Bambus auf den Boden. Das eine Ende des abgeschlagenen Stammes verband er mit der Quelle, das andere Ende führte er zur Wasserrinne im Feld. Die Quelle sang ein „*Willkommen!*", und das klare glitzernde Wasser schoss freudig durch den zerschlagenen Körper des Bambus in den Kanal und floss auf die dürren Felder, die so sehr darauf gewartet hatten. Dann wurde der Reis gepflanzt.

Die Tage vergingen, die Saat wuchs und die Erntezeit kam. So wurde der einst so herrliche Bambus zum großen Segen. Als er noch groß und schön war, wuchs er nur für sich selbst und freute sich an seiner eigenen Schönheit. Aber als er sich hingegeben hatte, wurde er zum Kanal, den der Herr gebrauchte, um sein Land fruchtbar zu machen.

(D. G. Britt)

Die zwei Kammern

Eines Tages begegnete ich einer alten Frau.
Ihr Gesicht hatte Furchen, kreuz und quer.
Über ihren Augen zogen sich traurige Linien zusammen,
aber in ihren alten Wangen
waren die Grübchen ihres Lachens geblieben.
Sie schaute mich an und sagte:
„In deinem Gesicht ist lauter Trauer, deine Augen sind ohne
Glanz und dein Mund ist hart geworden."
„Ich bin in Trauer", sagte ich entschuldigend.
Da sagte die alte Frau:
„Richte in deinem Herzen zwei Kammern ein,
eine für die Freude und eine für die Trauer.
Kommt die Trauer über dich,
dann öffne die Kammer der Trauer.
Kommt aber Freude über dich,
dann öffne die Kammer der Freude."
Und mit einem Lächeln fügte sie bei:
„Den Toten ist wohler in den Kammern
der Freude."

(Charlotte Knöpfli-Widmer)

Das Leben ist zu kurz für ein langes Gedicht

1. Szene

Ich gehe die Straße entlang.
Da ist ein tiefes Loch im Gehsteig.
Ich falle hinein.
Ich bin verloren.
Ich bin ohne Hoffnung.
Es ist nicht meine Schuld.
Es dauert endlos, wieder herauszukommen.

2. Szene

Ich gehe dieselbe Straße entlang.
Da ist ein tiefes Loch im Gehsteig.
Ich tue so, als sehe ich es nicht.
Ich falle wieder hinein.
Ich kann nicht glauben, schon wieder am selben Ort zu sein.
Aber es ist nicht meine Schuld.
Immer noch dauert es lange, herauszukommen.

3. Szene

Ich gehe dieselbe Straße entlang.
Da ist ein tiefes Loch im Gehsteig.
Ich sehe es.
Ich falle immer noch hinein, ... aus Gewohnheit.
Meine Augen sind offen.
Ich weiß, wo ich bin.
Es ist meine eigene Schuld.
Ich komme sofort heraus.

4. Szene
Ich gehe dieselbe Straße entlang.

Da ist ein tiefes Loch im Gehsteig.
Ich gehe darum herum.

5. *Szene*

Ich gehe eine andere Straße

(Peseschkian, 2002, S. 9).

Filmempfehlungen für verschiedene Krisentypen

Zu den verschiedenen Krisentypen finden Sie in dieser Übersicht eine Zusammenstellung von Filmempfehlungen.

Traumatische, situative Krise

Markovics, K. (2011): *Atmen*. Österreich.

Roman Kogler ist 19 Jahre alt und verbüßt eine Haftstrafe in einem

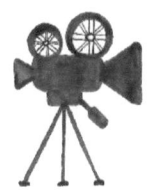

Jugendgefängnis. Im Alter von 14 Jahren hatte er im Zuge eines Streites einen gleichaltrigen Kontrahenten zu Tode getreten. Von seiner Mutter als Kind verstoßen, möchte er eine frühzeitige Haftentlassung beantragen. Doch dazu braucht er einen Job. In einer Zeitung liest er eine Stellenausschreibung bei einem Bestattungsunternehmen, woraufhin sich sein Leben verändern wird.

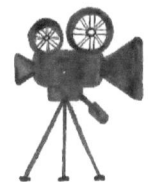

George, T. (2007): *Ein einziger Augenblick*. USA.

Ethan, seine Ehefrau Grace und die beiden Kinder kehren von einem Konzert zurück. Als sie unterwegs an einer Tankstelle anhalten, wird der zehnjährige Sohn von einem Auto angefahren und getötet. Der Fahrer des Autos, ein Anwalt, hat am Steuer mit seinem Handy hantiert und den Jungen übersehen. Nach dem Unfall begeht er Fahrerflucht.

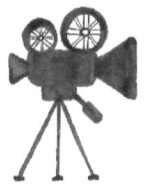

Sheridan, K. (2007): *Der Klang des Herzens*. USA.

Das Leben der hoch begabten Cellistin Lyla und des irischen Rockmusikers Louis ändert sich durch eine einzige innige und tief liebende Begegnung. Doch trennt Lylas Vater die Liebenden aus falschem Ehrgeiz. Lyla verunglückt hochschwanger. Ihr Vater lässt sie glauben, dass sie eine Fehlgeburt erlitten hätte. Ein Film über die immense Macht der „inneren Stimme", des „Herzens Klang", des „Gewissens".

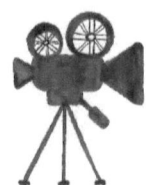

Sijie, D. (2006): *Die Töchter des chinesischen Gärtners.* Frankreich, Kanada.

Li Min, eine junge Frau, die in einem Waisenhaus lebt, absolviert ein Praktikum bei dem renommierten Botanik-Professor. Dieser wohnt mit seiner 20-jährigen Tochter An auf einer kleinen Insel. Der Professor ist ein strenger Despot, der sich ihr gegenüber bei den kleinsten Fehlern unerbittlich zeigt. Mit der gleichaltrigen Tochter An hingegen, die ebenfalls unter seiner Autorität leidet, freundet sie sich schnell an. Aus anfänglicher Sympathie wächst Zuneigung, die in erotischer Anziehung und schließlich in homosexueller Leidenschaft endet. Der herzkranke Professor überrascht die beiden beim Liebesspiel. Wutentbrannt will er Li mit einer Machete angreifen, wird aber von seiner Tochter mit einer Schaufel niedergeschlagen und erleidet einen Infarkt, an dessen Folgen er im Krankenhaus verstirbt. Die beiden Frauen werden wegen „gesellschaftsschädigenden Treibens" und „perverser Motive" zum Tod verurteilt.

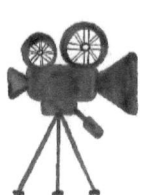

Haneke, M. (2009): *Das weiße Band.* Deutschland, Österreich, Frankreich, Italien.

Ein Dorf im protestantischen Norden Deutschlands 1913/1914 und am Vorabend des Ersten Weltkriegs: wirtschaftliche Unterdrückung und gegenseitige Demütigung prägen das Zusammenleben. Hinter der Fassade sittlicher Ordnung offenbaren sich private Tragödien. Der im Film namenlose junge Dorflehrer erzählt die Geschichte des Films aus der Rückschau.

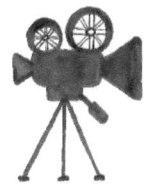

Moretti, N. (2001): *Im Zimmer meines Sohnes.* Italien, Frankreich

Das Ehepaar Sermonti lebt ein glückliches Leben mit seinen Kindern. Giovanni ist Psychiater. Täglich leiht er seinen Patient*innen sein Ohr und zeigt noch für die kuriosesten Geschichten Verständnis. Giovannis Sohn verunglückt beim Tauchen mit Freunden tödlich. Die Familie verfällt in tiefe Trauer, doch das Leben geht irgendwie weiter. Giovanni empfängt bereits kurz nach der Beerdigung wieder Patient*innen, doch die Sitzungen verändern sich. Nach dem Tod seines Sohnes ist er nicht mehr derselbe.

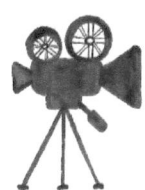

Jackson, M. (1999): *Dienstags bei Morrie. Die Lehre eines Lebens.* USA.

Morrie war in den 1970er-Jahren Alboms ehemaliger College-Professor. Nachdem Albom 16 Jahre lang keinen Kontakt zu ihm pflegte, wurde er 1995 zufällig durch eine Nachrichtensendung auf seinen alten Mentor aufmerksam. Morrie war an amyothropher Lateralsklerose erkrankt. Daraufhin besuchte Albom seinen Mentor Morrie 14 Wochen lang, jeweils dienstags. Dieser Lebensfilm zeugt von der Lebensintensität gerade angesichts der Endlichkeit menschlicher Existenz.

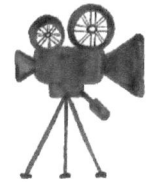

Benigni, R. (1997): *Das Leben ist schön.* Italien.

In der Tragikomödie, die rund um den Zweiten Weltkrieg spielt, wagt der Regisseur den Versuch, eine Geschichte über den Holocaust mit Elementen einer Komödie zu unterlegen. Zunächst erleben die Zuseher*innen mit, wie der jüdische Italiener Guido seiner geliebten Prinzessin Dora den Hof macht und sie schließlich heiratet. Aus dieser Ehe geht der gemeinsame Sohn Giosuè hervor. Guido und Giosuè werden in ein nationalsozialistisches Konzentrationslager deportiert. Dora geht freiwillig ins Konzentrationslager, dessen Insassen unter unmenschlichen Bedingungen zu schwerer Arbeit gezwungen werden. Um seinen Sohn zu beschützen und ihn vor der grauenvollen Realität zu bewahren, erzählt ihm Guido, der Aufenthalt sei ein kompliziertes Spiel, dessen Regeln sie genau einhalten müssten, um am Ende als Sieger einen echten Panzer zu gewinnen. Hierbei versucht der Vater alles Mögliche, um seinem Sohn den Aufenthalt im Lager so angenehm wie möglich zu gestalten und die Fassade der Täuschung aufrechtzuerhalten. Guido wird ermordet. Der Film endet mit den Worten: *„Dies ist meine Geschichte, dies ist das Opfer, welches mein Vater erbracht hat, dies war sein Geschenk an mich. Wir haben das Spiel gewonnen."*

Demenzkrise

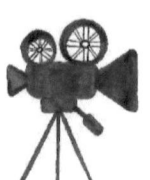

Eyre, R. (2001): *Iris. Leben war ihre größte Begabung.* USA.

Dieses Drama ist eine Filmbiografie über die anglo-irische Schriftstellerin Iris Murdoch, die im Alter von 74 Jahren an Alzheimer erkrankte. Ein Ringen um die Verwirklichung von Einstellungswerten, angesichts der schwindenden kognitiven Fähigkeiten, vor dem Hintergrund lebensgeschichtlich prägender Aspekte. John, der Mann von Iris, ist der liebenden Wesensschau seiner Frau fähig. Zudem zeugt sein Leben von Verantwortungsübernahme, Gewissenstreue und Sinnorientierung gemäß dem Auftragscharakter seines Lebens.

Noogene Krise

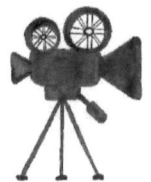

Penn, S. (2007): *Into The Wild.* United States.

Nach seinem Collegeabschluss entscheidet sich der 22-jährige Chris, seine bisherige Existenz hinter sich zu lassen. Anstatt an der renommierten Harvard Universität sein Jurastudium zu absolvieren, spendet er alle Ersparnisse, verbrennt sein letztes Bargeld, zerschneidet Kreditkarten und Ausweise. Ohne einen Cent in der Tasche trampt er quer durch die Staaten in Richtung Alaska, in die Wildnis. Unterwegs trifft er auf andere Aussteiger, erfährt menschliche Nähe, schließt Freundschaften. Doch es zieht ihn weiter, bis das Abenteuer in Alaska ein jähes Ende findet.

Spirituelle Krise

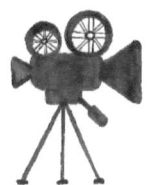

Emmerich, R. (2004): *The Day After Tomorrow*. Vereinigte Staaten.

Der Paläoklimatologe Jack prophezeit den Beginn einer neuen Eiszeit, doch niemand scheint ihm zu glauben. Als jedoch Überschwemmungen, Hagel und Tornados weltweit bedrohlich zunehmen, wird klar: eine Verschiebung des globalen Klimas bedroht den Planten und Jacks Sohn befindet sich mitten in der Gefahrenzone New York. Jack unternimmt einen gefahrvollen Wettlauf gegen den größten und unnachgiebigsten Feind des Menschen: Mutter Natur.

Suizidale Krise

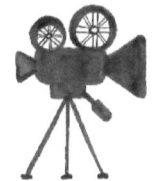

Ford, T. (2009): *A Single Man*. USA.

Dem 1962 in Los Angeles lebenden englischen Collegeprofessor George entgleitet durch den plötzlichen Tod seines langjährigen Partners Jim der Boden unter den Füßen mit einer solchen Wucht, dass er sich nach acht Monaten der Einsamkeit und wachsender Depression das Leben nehmen möchte. An seinem letzten Tag, der die Handlung des Films ausmacht, trifft er gründliche Vorkehrungen für seinen Abschied und beginnt in dem Wissen um das „letzte Mal" plötzlich, seine Umgebung und Mitmenschen auf eine neue, sehr intensive Weise wahrzunehmen. Der Tag ist durchzogen von Trauer und Schönheit und der Erinnerung an sein, trotz aller Widerstände, glückliches Leben mit Jim.

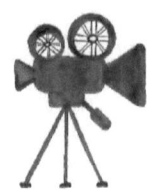

Steiner, F. (2013): *Und morgen Mittag bin ich tot.* Deutschland.

Die 22 Jahre alte Lea ist seit ihrer Kindheit schwer an Mukoviszidose erkrankt. Die Erkrankung befindet sich im Endstadium. Ihr älterer Bruder litt ebenfalls an der Erbkrankheit und ist vor Jahren bei dem Versuch einer Lungentransplantation an den Folgen des Eingriffs verstorben. Lea fasste den Beschluss, an ihrem 23. Geburtstag um 12:00 Uhr mit Hilfe einer Schweizer Sterbehilfeorganisation aus dem Leben zu scheiden.

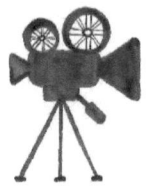

Fabrick, J. (2011): *Der letzte schöne Tag.* Deutschland.

Die Anästhesistin Sibylle lebt mit ihrem Mann und den beiden Kindern ein scheinbar glückliches Leben, doch das täuscht. Die junge Frau hat Depressionen, weiß nichts mehr mit dem Leben anzufangen. An einem sonnigen Tag quartiert sie die Kinder bei Freunden aus und nimmt sich das Leben. Ihr Mann bekommt am nächsten Morgen eine zeitversetzt geschickte E-Mail von Sibylle und findet sie tot auf einer Lichtung im Wald.

Kollektive Krise

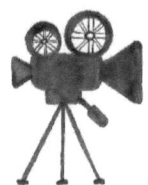

Meirelles, F. (2008): *Die Stadt der Blinden.* Brasilien, Kanada, Japan.

In einer Stadt erblinden Menschen urplötzlich und ohne äußere Anzeichen einer Erkrankung. Aus Angst vor einer Epidemie lässt die Regierung die Infizierten in einer leer stehenden psychiatrischen Anstalt unterbringen und unter strengsten Sicherheitsvorkehrungen bewachen. Wer zu fliehen versucht, wird erschossen. Zu den Betroffenen gehören ein Augenarzt und seine Frau, die unerklärlicherweise gegen die Erkrankung immun zu sein scheint und als einzige ihr Augenlicht behält. Um bei ihrem Mann bleiben zu können, täuscht sie ihre Erblindung vor und wird mit ihm eingewiesen. Schnell nimmt die

Anzahl der Internierten bedrohliche Ausmaße an, die Versorgungslage wird kritisch und die hygienischen Zustände verschlechtern sich auf katastrophale Weise. Bald sind erste Tote zu beklagen. Als eine einzelne Gruppe sich der zugeteilten Nahrungsrationen bemächtigt und damit die Macht über die Anstalt an sich reißt, brechen die letzten Bastionen der Zivilisation zusammen.

Narzisstische Krise

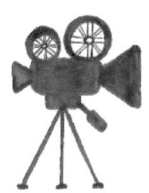

Allen, W. (2005): *Match Point*. Vereinigtes Königreich, Vereinigte Staaten, Luxemburg.

Ein smarter Emporkömmling schleicht sich als Tenniscoach in die höchsten Kreise der Londoner High Society ein. Er ist Everybody's Darling, bis er sich in die falsche Frau verliebt und einen teuflischen Plan ausheckt. Ein tiefgründiges Gesellschaftsspiel zwischen Luxus und Leidenschaft, Unschuld und Moral, heißen Tränen und kalter Berechnung.

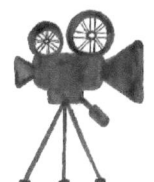

Moreau, D., & Palud, X. (2008): *Big Eyes*. Vereinigte Staaten.

Margaret lernt bei einer Kunstausstellung Walter kennen und lieben. Mit dem charmanten, eloquenten Mann erhofft sie sich endlich das schöne Leben, von dem sie bislang nur träumte. Der brillante Geschäftsmann vermarktet die Bilder seiner Frau, aber gibt sich dabei selbst als Urheber des „Big Eyes" aus. Das Paar verdient Millionen, aber irgendwann kann Margaret mit der Lüge nicht länger leben.

Reflexionsfragen auf Basis von Filmen zum Thema Krise

Im Rahmen von Beratung, Supervision und Logotherapie zeige ich entweder Filmsequenzen oder empfehle den Kauf des Filmes. Begleitend dazu teile ich Reflexionsfragen aus, die mit Themen, Bedeutungszuschreibungen, Ressourcen, Zielen und Bewältigungskompetenzen meiner Klient*innen zu tun haben.

Reflexionsfragen zu Filmen haben beispielsweise folgende Zielsetzungen und könnten wie folgt lauten:

◊ Ziel: Stärkung der Empathie

Frage: *„Angenommen, Sie wären in der Rolle von X (Name der Schauspielerin/ des Schauspielers). Wie würden Sie Ihr eigenes Verhalten gegenüber Y (Name einer anderen schauspielenden Person) beschreiben und interpretieren?"* und *„Bitte fühlen Sie sich nun in die Rolle Ihrer Ehefrau ein. Wie wird es ihr wohl körperlich und psychisch ergehen, wenn Sie betrunken mit dem Auto von der Arbeit nach Hause fahren?"*

◊ Ziel: Weitung der Handlungskompetenz

Frage: *„Welche anderen Möglichkeiten gäbe es aus Sicht von X noch, um den Schock der Alzheimer-Diagnose zu verkraften, ohne den Familienmitgliedern die Wahrheit vorzuenthalten?"* und *„Wie würden die einzelnen Familienmitglieder reagieren, wenn sie zufällig von der Alzheimer-Diagnose, vielleicht über dritte Personen, erfahren würden?"*

◊ Ziel: Bewusstmachung von positiven Erfahrungen inmitten einer Krise

Frage: *„Welche positiven Entwicklungen wurden X (Name der Schauspielerin/ des Schauspielers) ohne ihr aktives Zutun zuteil? Wofür kann sie rückblickend dankbar sein?"* und *„Welche Einsichten, Erkenntnisse und Erlebnisse wurden Ihnen durch die Krise zuteil?"*

◊ Ziel: Bedeutung des Annehmens von Unterstützung hervorheben

Frage: „*Wie hat sich die Entscheidung von X auf den Krisenverlauf insgesamt ausgewirkt?*" und „*Im Hinblick darauf, dass Sie selbst die Verantwortung für die Lösung Ihres Problems übernehmen, welche positiven Auswirkungen hätte dies möglicherweise auf den Krisenverlauf?*"

◊ Ziel: Wertschätzung von suboptimalen Lösungsansätzen
Frage: „*Wenn auch eine optimale Lösung nicht gefunden werden konnte, welche Lösungsansätze wurden dennoch angedacht bzw. aufgegriffen?*" und „*Wenn auch die erstbeste Lösung momentan nicht realisierbar ist, welche zweit- und drittbesten Lösungsansätze könnten Sie dennoch in Erwägung ziehen?*"

◊ Ziel: Bewusstmachung wichtiger Haltungen und Verhaltensweisen im Umgang mit Krisenbetroffenen
Frage: „*In welcher Haltung begegnete X den Menschen, die durch die Krise körperlich und seelisch schwer verletzt waren? Welche sonstigen Verhaltensweisen sind Ihnen in positiver Weise aufgefallen?*" und „*Welche wären zieldienliche und hilfreiche Haltungen im Umgang mit den Insassen der Strafanstalt?*"

◊ Ziel: Bewusstmachung, dass Trauer viele Ausdrucksformen hat und auch noch nach Jahrzehnte andauern kann
Frage: „*Was charakterisiert den Trauerprozess von X auch nach drei Jahrzehnte nach dem Tod des Kindes?*" und „*Wie würden Sie Ihren Trauerweg beschreiben? Bitte zeichnen Sie diesen auf.*"

◊ Ziel: Übernahme von Selbstverantwortung in krisenhaften Lebenslagen
Frage: „*Bitte denken Sie darüber nach, welche Fragen das Leben an X stellt. Wie könnte X auf die Lebensfrage (noch) antworten?*" und „*Welche Möglichkeiten gäbe es noch, um mit diesem Problem konstruktiv umzugehen?*"

◊ Ziel: Ermutigung zu einem liebevollen Umgang mit sich selbst
Frage: „*Bitte denken Sie nun an filmische Sequenzen, in denen X mit sich selbst schonungslos und hart ins Gericht ging oder sich selbst zu viel abverlangte.*" und „*Wie könnten sie sich selbst gegenüber barmherziger begegnen, obwohl Sie sich gegenüber den Eltern fehlerhaft verhalten haben?*"

◊ Ziel: Ermutigung zum selbstverantworteten Gestalten einer schwierigen Lebenslage

Frage: *„Wir sind nicht Opfer, sondern Gestalterinnen und Gestalter unseres Lebens. In welcher Sequenz konnten Sie beobachten, dass X zugunsten eines höheren Wertes von ihren eigenen Bedürfnissen und Gestimmtheit Abstand nahm?"* und *„Welcher Sinn würde sich erfüllen, wenn Sie, allem zum Trotz, Ihre Tätigkeit an der Volksschule fortsetzen?"*

◊ Ziel: Bereits verstorbene Ressourcenpersonen in Erinnerung rufen

Frage: *„X führte einen berührenden Dialog mit der verstorbenen Mutter."* und *„Welche nahestehenden und bereits vorausgegangenen Personen könnten Ihnen, sofern Sie dies wollen, im Leben hilfreich zur Seite stehen?"*

◊ Ziel: Stärkung der Selbsttranszendenz

Frage: *„X gründete nach dem Ableben ihres Mannes eine Selbsthilfegruppe, um anderen zu helfen."* und *„In welcher Weise könnten Sie sinnstiftend auf die schmerzliche Verlusterfahrung in Ihrem Leben reagieren?"*

◊ Ziel: Hebung des Selbstwertgefühls

Frage: *„Die Hoffnung von X wurde enttäuscht, obwohl sie viel Kraft in ihr Vorhaben investierte. Was können Sie dennoch an X würdigen?"* und *„In Bezug auf Ihr vermeintliches ,Versagen' oder ,Scheitern'. Für welches aufrichtige Bemühen können Sie sich selbst wertschätzen?"*

◊ Ziel: Die Leidensfähigkeit weiten

Frage: *„Was hat aus Ihrer Sicht dazu beigetragen, dass X sich von ihrem Vorhaben, ärztlich assistierten Suizid in Anspruch zu nehmen, wieder distanzierte?" Welche Erlebensbereiche haben sich verändert?"* und *„Welche Entwicklungen in Ihrem Erleben und in Ihrer Einstellung können Sie bei sich selbst und bezugnehmend auf Ihre Lebenssituation beobachten?"*

◊ Ziel: Die Bedeutung des achtsamen Humors erkennen

Frage: *„Wodurch war es X möglich, auf der Krebsstation ein derart positives Klima zu erwirken?"* und *„Welche Möglichkeiten sehen Sie bei sich selbst, um dann und wann Zeiten der Leichtigkeit oder des Humors zu erleben?"*

VIII LITERATURVERZEICHNIS

Admiral, E.-M. (2017). *Szenenwechsel. Jetzt schreibst du dein Leben neu.* Holzgerlingen: SCM Hänssler.

Amelio, R., Archonti, C., Falkai, P., & Pajonk, F. (2006). Psychologische Konzepte und Möglichkeiten der Krisenintervention in der Notfallmedizin. *Notfall Rettungsdeizin,* 09, 194–204.

Arndt, T. (o. J.). *Ahporismensammlung von Hans Arndt.* Abgerufen am 24. 02. 2020 von https://www.worldpaintings.de/aphorismensammlung-von-hans-arndt/.

Berger, P., & Riecher-Rössler, A. (2004). Definition von Krise und Krisenassessment. In A. Riechler-Rössler, P. Berger, A. Yilmiz, & R.–D. Stieglitz (Hrsg.), *Psychiatrisch-psychotherapeutische Krisenintervention* (S. 19–31). Göttingen u. a.: Hogrefe.

Biller, K., & Stiegeler, M. (2008). *Wörterbuch der Logotherapie und Existenzanalyse von Viktor Emil Frankl.* Wien: Böhlau.

BMG (2005). Diagnostik-Leitlinie für Psychotherapeutinnen und Psychotherapeuten. Begriffserklärungen und Leitlinie zur psychotherapeutischen Diagnostik. Wien. Abgerufen am 06. 02. 2020 von www.sozialministerium.at.

BMI (1998). Verordnung des Bundesministers für wirtschaftliche Angelegenheiten über Standes- und Ausübungsregeln für das Gewerbe der Lebens- und Sozialberatung. Abgerufen am 06. 02. 2020 von https://www.ris.bka.gv.at/GeltendeFassung.wxe?Abfrage=Bundesnormen&Gesetzesnummer=10007997.

Bowlby, J. (1973). Attachment and loss: Separation anxiety and anger. *Volume II.* New York. Abgerufen am 24. 02. 2020 von http://www.abebe.org.br/wp-content/uploads/John-Bowlby-Separation-Anxiety-And-Anger-Attachment-and-Loss-Vol-2-1976.pdf.

Bowlby, J. (1982). *Das Glück und die Trauer. Verlustschmerz und Trauma aus eigener Kraft überwinden.* Stuttgart: Klett-Cotta.

Bowlby, J. (1983). *Verlust, Trauer und Depression.* Frankfurt am Main: Fischer.

Bowlby, J. (1999). Historische Wurzeln, theoretische Konzepte und klinische Relevanz. In G. Spangler, & P. Zimmermann, *Die*

Bindungstheorie: Grundlagen, Forschung und Anwendung (S. 17–26). Stuttgart: Klett-Cotta.

Caplan, G. (1964). *Principles of preventive psychiatry.* New York: Basic Books.

Cryder, C., Kilmer, R., Tedeschi, R., & Calhoun, L. (2006). An exploratory study of posttraumatic growth in children following a natural disaster. *American Journal of Orthopsychiatry, 76*, S. 65–69.

Cullberg, J. (1978). Krisen und Krisentherapie. *Psychiatrische Praxis, 5*, S. 25–34.

DGPPN . (2015). Diagnostik S3-Leitlinie/Nationale VersorgungsLeitlinie Unipolare Depression. Lanfassung. Version 5 (2). Abgerufen am 01. 03. 2020 von https://www.leitlinien.de/mdb/downloads/nvl/depression/depress ion-2aufl-vers5-lang.pdf.

Diegelmann, C., & Isermann, M. (2011). *Kraft in der Krise. Ressourcen gegen die Angst.* Stuttgart: Klett-Cotta.

DIMDI. (2019a). ICD-10-GM Version 2019. Abgerufen am 07. 02. 2020 von DIMDI medizinwissen Deutsches Institut für Medizinische Dokumentation und Information: https://www.dimdi.de/static/de/klassifikationen/icd/icd-10-gm/kode-suche/htmlgm2019/.

DIMDI. (2019b). ICD-10-WHO Version 2019 - Internationale statistische Klassifikation der Krankheiten und verwandter Gesundheitsprobleme. Abgerufen am 28. 03. 2020 von https://www.dimdi.de/static/de/klassifikationen/icd/icd-10-who/kode-suche/htmlamtl2019/e.

Duden. (o. J.). *Stichwort "krisenfest".* Abgerufen am 06. 02. 2020 von https://www.duden.de/.

Ernst, S., Esch, S. M., & Esch, T. (2009). Die Bedeutung achtsamkeitsbasierter Interventionen in der medizinischen und psychotherapeutischen Versorgung. *Forschende Komplementärmedizin, 16*, S. 296–303.

Filipp, S.-H. (2007). Adaptive Dynamiken und Bewältigungsprozesse. Kritische Lebensereignisse. In J.

Filipp, S.-H., & Aymanns, P. (2010). *Kritische Lebensereignisse und Lebenskrisen. Vom Umgang mit den Schattenseiten des Lebens.* 2. aktualisierte Auflage. Stuttgart: Kohlhammer.

Frankl, V. (1946). *Ärztliche Seelsorge.* Wien: Franz Deuticke.

Frankl, V. (1982). ... *trotzdem Ja zum Leben sagen. Ein Psychologe erlebt das Konzentrationslager.* München: dtv.

Frankl, V. (1990). *Der Mensch vor der Frage nach dem Sinn.* München u. a.: Piper.

Frankl, V. (2002). *Logotherapie und Existenzanalyse. Texte aus sechs Jahrzehnten.* Weinheim: Beltz.

Frankl, V. (2005). *Der leidende Mensch. Anthropologische Grundlagen der Psychotherapie.* Bern: Huber.

Frankl, V. (2006). *Der unbewusste Gott. Psychotherapie und Religion.* München: Deutscher Taschenbuchverlag.

Frankl, V. (2008). *Psychotherapie für den Alltag.* Freiburg im Breisgau: Herder.

Frankl, V. (2009). *Das Leiden am sinnlosen Leben. Psychotherapie für heute.* Wien: Herder.

Frankl, V. (2012). *Der Wille zum Sinn.* Bern: Huber.

Frankl, V., & Kreuzer, F. (1986). *Im Anfang war der Sinn. Von der Psychoanalyse zur Logotherapie. Ein Gespräch.* Zürich: Piper.

Fremmer-Bombik, E. (1999). Innere Arbeitsmodelle von Bindung. In P. Zimmermann, & G. Spangler (Hrsg.), *Die Bindungstheorie: Grundlagen, Forschung und Anwendung* (S. 109–119). Stuttgart: Klett-Cotta.

Freud, A. (1989). *Das Ich und die Abwehrmechanismen.* Frankfurt am Main: Fischer.

Freud, S. (1973). *Darstellungen der Psychoanalyse.* Frankfurt am Main: Fischer.

Freudenberger, H., & North, G. (1992). *Burnout bei Frauen: Über das Gefühl des Ausgebranntseins.* Frankfurt am Main: Fischer.

Goethe, J. W. von (1765, VIII, 4). *Wilhelm Meisters Lehrjahre.*

Guardini, R. (1931). *Das Gute, das Gewissen und die Sammlung.* Mainz: Matthias-Grünewald.

GewO 1994, BGBl. Nr. 194, § 69 - Abs. 2. 260. Verordnung des Bundesministers für wirtschaftliche Angelegenheiten über Standes- und Ausübungsregeln für das Gewerbe der Lebens- und Sozialberatung. Wien.

Häfner, H., & Helmchen, H. (1978). Psychiatrischer Notfall und Psychiatrische Krise – konzeptuelle Fragen. *Nervenarzt, 49,* S. 82–87.

Haller, R. (2009). *Das ganz normale Böse*. Sazburg: Ecowin.

Holmes, T., & Rahe, R. (1967). The social readjustment rating scale. *Journal of Psychosomatic Research, 11*(2), S. 213-218. Abgerufen am 24. 02. 2020 von https://www.brandeis.edu/roybal/docs/Social%20Readjustment%20rating%20scale_Website.pdf.

Hurrelmann, K., & Quenzel, G. (2016). *Lebensphase Jugend. Eine Einführung in die sozialwissenschaftliche Jugendforschung*. Weinheim: Beltz Juventa.

Ideler, K. F. G. (01. 01. 1796). Abhandlung über die Krisen in den Krankheiten. Eine gänzliche Umarbeitung und Vermehrung des lateinischen Originals. Leipzig: Linde. Abgerufen am 20. 04. 2020 von https://books.google.at/books?id=ZE9QJ_vrolUC&pg=PA2&lpg=PA2&dq=Begriff+Krise+bei+Hippokrates&source=bl&ots=mBPbYas2mT&sig=ACfU3U2gPboy4540Mo2wflwuN4nYtiXaDw&hl=de&sa=X&ved=2ahUKEwiyodvW3LznAhVqiYsKHZ5jDXkQ6AEwAnoECAYQAQ#v=onepage&q=Begriff%20Krise%20bei%.

James, R., & Gilliland, B. (2001). *Crisis intervention strategies*. Pacific Grove, Calif.: Brooks/Cole CA.

Jost, K. (2006). *Depression, Verzweiflung, Suizidalität, Ursachen, Erscheinungsformen*. Ostfildern: Matthias-Grünewald-Verlag der Schwabenverlag AG.

Kabat-Zinn, J. (2003). *Gesund durch Meditation. Das große Buch der Selbstheilung* (Bd. 9). Bern: Barth.

Kaléko, M. (2017). *Verse für Zeitgenossen*. München: dtv.

Katschnig, H., & Nouzek, A. (1988). *Life-Event-Forschung*. München: Psychologie Verlags Union.

Klingberg, H. (2008). *Das Leben wartet auf Dich. Elly & Viktor Frankl*. Augsburg: Weltbild.

Klussmann, R. (2000). *Psychotherapie*. Berlin: Springer.

Kurz, W. (1999). Auf der Suche nach Sinn. In W. Kurz, & B. Hadinger (Hrsg.), *Sinnvoll leben lernen. Schriftenreihe des Instituts für Logotherapie und Existenzanalyse* (S. 3–42). Tübingen: Lebenskunst.

Laplanche, J., & Pontalis, J.-B. (1994). *Das Vokabular der Psychoanalyse*. Frankfurt am Main: Suhrkamp.

Lorenzer, A. (1966). Zum Begriff der traumatischen Neurose. *Psyche, 20,* S. 481–492.

Lukas, E. (2004). *Sehnsucht nach Sinn. Logotherapeutische Antworten auf existenzielle Fragen.* München: Profil.

Mauer, M., Petersen, Y., Loetz, C., & Frick, E. (2014). Trennungsunsicherheit am Lebensende – spirituelle und bindungstheoretische Perspektiven. *Zeitschrift für Palliativmedizin, (15)2,* S. 70–77.

Medicus, G. (2014). Der Apfel vom Baum der Erkenntnis und die Vertreibung aus dem Paradies: über die Evolution von Moral. In E. Vykoukal, & M. Weiss (Hrsg.), *Weltethos und das Unbewusste* (S. 23–42). Wien: LIT.

Middendorf, I. (2000). *Der Erfahrbare Atem in einer Substanz.* Paderborn: Junfermann.

Oerter, R., & Dreher, E. (2008). Jugendalter (Kapitel 8). In R. Oerter, & L. Montada (Hrsg.), *Entwicklungspsychologie* (S. 271–332). Weinheim: Beltz.

Peseschkian, N. (2002). *Wenn du willst, was du noch nie getan hast, dann tu, was du noch nie getan hast. Geschichten und Lebensweisheiten.* Freiburg im Breisgau: Herder spektrum.

Philipe, A. (1964). *Nur einen Seufzer lang.* Hamburg: Rowolth.

Reisch, T. (2012). Wo kann Suizidprävention ansetzen? Vorschlag eines 6-Phasen-Modells suizidaler Krisen. *Psychiatrische Praxis,* S. 257–258.

Reisch, T., Seifritz, E., Esposito, F., Wiest, R., Valach, L. & Michel, K. (2010). An fMRI Study on mental pain and suicidal behavior. *Journal of Affective Disorder, 126*(1-2), S. 321–325.

Schaffer, U. (1987). *Ich wage ... Etwas einsetzen, um Leben zu gewinnen.* München: Fotokunst-Verlag Groh.

Schnell, M., & Wetzel, H. (1999). Krisenintervention und -therapie. In R. Asanger, & G. Wenninger (Hrsg.), *Handwörterbuch Psychologie* (S. 371–376). Weinheim: Psychologie Verlags-Union.

Schulte-Wefers, H., & Wolfersdorf, M. (2006). Suizidalität bei Männern. *Der Mann. Wissenschaftliches Journal für Männergesundheit, 4,* S. 10–18.

Schyboll, C. (2014). *In jedem Genie steckt auch ein kleiner Idiot. Kurze, scharfzüngige Be-ob!-bachtungen.* Ilog: Alojado Publishing.

Seiden, R. (1978). Where are they now? A follow-up study of suicide attempters from the Golden Gate bridge. *Suicide Life Threat Behaviour, 8*(4), S. 203–216.

Selye, H. (1956). *The stress of life. The famous classic – Completely revised, expanded, and updated with new research findings*. USA: McGraw-Hill-Education.

Simmich, T., Reimer, C., Alberti, L., Bronisch, T., Erbe, C., Milch, W., & Plaß, A. (1999). Empfehlungen zur Behandlungspraxis bei psychotherapeutischen Kriseninterventionen. *Psychotherapeut, 44,* S. 394–398.

Sonneck, G. (1991). *Krisenintervention und Suizidverhütung*. Wien: Facultas.

Sonneck, G. (2000). *Krisenintervention und Suizidverhütung*. Wien: Facultas.

Statista (2020). Lebenserwartung bei der Geburt in Österreich nach Geschlecht von 2008 bis 2018. Hamburg. Von Lebenserwartung bei der Geburt in Österreich nach Geschlecht von 2008 bis 2018 abgerufen am 20. 04. 2020 von https://de.statista.com/.

Steffensky, F. (2007). *Mut zur Endlichkeit. Sterben in einer Gesellschaft der Sieger*. Stuttgart: Radius.

Stiftung Deutsche Depressionshilfe. (2016). Suizidprävention: Eine globale Herausforderung. Abgerufen am 29. 02. 2020 von www.deutsche-depressionshilfe.de.

Stroebe, M., & Schut, H. (1999). The Dual Process Model of Coping with Bereavement: rationale and description. *Death Studies, 23*(3), S. 197–224.

UNHCR (2019). Global Trends forced displacement in 2018. United Nations. Abgerufen am 20. 04. 2020 von https://www.unhcr.org/globaltrends2018/.

Watkins, E. (2008). Constructive and unconstructive repetitive thought. *Psychological Bulletin, 134*(2), S. 163–206.

Wenzlaff, R., & Wegner, D. (2000). Thought supression. *Annual Review of Psychology, 51,* S. 59-91.

WHO (2013). Mental health action plan 2013-2020. Geneva: o. V.

Worden, W. (1991). *Grief Counseling and Grief Theapie. A handbook for the menthal health practitioner*. London: Routledge.

Yalom, I. (2005). *Existenzielle Psychotherapie*. New York: Humanistische Psychologie.

Weitere Publikationen der Autorin – Auszug

Demenz: Wissenswertes für Betroffene, Angehörige und Betreuende. 2. erweiterte Auflage

Sabine Wöger

2019, 196 Seiten, Paperback ca. € 19,50, E-Book ca. € 14,99
ISBN 978-3-7481-1105-4

Die Autorin lässt Betroffene und Angehörige von an Demenz erkrankten Menschen zu Wort kommen. Leser*innen erhalten Einblick in die Erlebens- und Gefühlswelt der Erkrankten und fachliche Informationen über das Krankheitsbild. Mit der wachsenden Fähigkeit, sich in die Erkrankten einzufühlen, kann ihr Schmerz der sozialen Einsamkeit und ebenso die Angst der Angehörigen, die Person durch geistigen Zerfall zu verlieren, gelindert werden.

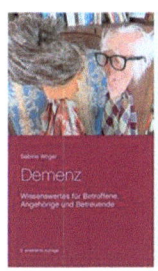

Schöpfen von Handpuppen in der Existenzanalyse und Logotherapie. Ein Buch für kreative Psychotherapeut*innen

Sabine Wöger

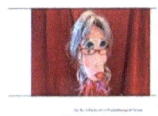

2019, 184 Seiten, Paperback ca. € 27,99, E-Book ca. € 14,99
ISBN 978-3-7481-9331-9

Zu bedauern sind wir dann, wenn wir das Schöpferische in uns verloren haben und wir dem Irrglauben unterliegen, dass Funktionalität und Effektivität, Standardisierung und Perfektionsstreben die Qualitätsgarantie für unser Leben sein könnten! Dieses Buch richtet sich an all jene Psychotherapeut*innen, die einen Therapieprozess durch kreativ-schöpferische Zugänge bereichern wollen. Aus dem Unbewussten werden Ressourcen, die innere Weisheit und zukunftsweisende Erkenntnisse, „geschöpft", die in Form einer Handpuppe Gestalt bekommen. Der Schöpfungsprozess wird durch eine Selbsterfahrung auf Basis des Menschenbildes der Existenzanalyse und Logotherapie begleitet. Fallsequenzen aus der existenzanalytischen und logotherapeutischen Praxis sowie die Möglichkeit der szenischen Darstellung werden praxisnah beschrieben.

Rituale in Alten- und Pflegeheimen

Gestaltung von Trauer- und Abschiedskultur

Sabine Wöger

2020, 192 Seiten, Paperback ca. € 19,50, E-Book ca. € 14,99 ISBN 978-3-7519-2095-7

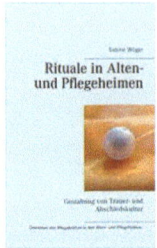

Mit diesem Buch wird den engagierten Pflegekräften in den Alten- und Pflegeheimen eine Hilfestellung für die Gestaltung der Trauer- und Abschiedskultur zur Verfügung gestellt. Es wird grundlegendes Wissen über die Bedeutung, Zielsetzung, Struktur, Planung und Durchführung von Trauer- und Abschiedsritualen vermittelt. Zu den Kategorien `Gedenken und Verabschieden`, `Würdigung`, `Liebe`, `Hoffnung/Unsterblichkeit`, `Loslassen`, `Segnung`, `Verabschieden des Leibes` und `Seelenpflege für das betreuende Team` werden Rituale vorgestellt. Bei der Konzeption der einzelnen Rituale wurde auf Einfachheit in der Vorbereitung und auf Praktikabilität in der Umsetzung großer Wert gelegt. Das Buch beinhaltet auch eine Sammlung tröstender Worte und Lieder.

Kleine Studienhilfe zum Verfassen wissenschaftlicher Arbeiten: Praxisorientierte Grundlagen

Sabine Wöger

2019, 128 Seiten, Paperback ca. € 14,50, E-Book ca. € 9,99 ISBN 978-3-7494-4752-7

Die ‚Kleine Studienhilfe zum Verfassen wissenschaftlicher Arbeiten' gibt einen einführenden Überblick zu den Prinzipien wissenschaftlicher Praxis und vermittelt grundlegendes Wissen zur Planung und Durchführung eines Forschungsprojektes. Die Studienhilfe ist eine Sammlung zentraler Erkenntnisse und Erfahrungen, welche die Autorin im Zuge ihrer eigenen wissenschaftlichen Tätigkeiten und in der Begleitung von Studierenden gewonnen hat. Wissens- und beachtenswerte Aspekte der jeweiligen Abschnitte einer wissenschaftlichen Arbeit werden erklärt und mit Beispielen anschaulich unterlegt.

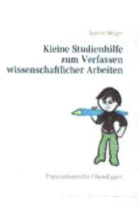

So spannend ist die Logotherapie!

Fallsequenzen aus der Existenzanalyse und Logotherapie

Werkzeuge für Psychologisch Beratende und Psychotherapeut*innen

Erhältlich ab Juni 2020